The Big Book of Nail Diseases

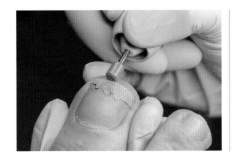

世界足科医学经典译丛

甲病全书

著◎[德] 安可·尼德劳乌（Anke Niederau）

主 审◎陈 梦

主 译◎杜俊峰

译 者（以姓氏拼音排序）

曹忠昂	陈文盛	戴国光	丁艾佳	杜雨佳
郭 磊	刘 洋	刘宇雷	陆 萌	罗 咏
宓宝杰	任举山	王高明	王 晓	吴 猛
徐爱国	杨晓东	叶朝辉	张江林	张清泉
张英博				

华中科技大学出版社
http://press.hust.edu.cn
中国·武汉

内 容 简 介

本书是 *The Big Book of Nail Diseases* 的中文版。

全书内容包括导言、甲的结构、趾甲疾病、敷料的种类、甲矫正术、趾甲修复术、填塞和肌效贴、甲治疗器械、各种趾甲疾病简要概述、异常甲的鉴别诊断、儿童甲病。书中图文并茂地对常见甲病做了比较全面的介绍，包括原因、诊断、鉴别诊断、治疗和预防。

本书是一本简洁清晰的甲病诊疗操作手册，适合足科医生、足病师、护士和修脚师学习参考。

湖北省版权局著作权合同登记 图字：17-2024-028 号

图书在版编目 (CIP) 数据

甲病全书 /（德）安可·尼德劳乌著：杜俊峰主译 . — 武汉：华中科技大学出版社，2024.5
ISBN 978-7-5772-0618-9

Ⅰ . ①甲… Ⅱ . ①安… ②杜… Ⅲ . ①甲癣－诊疗 Ⅳ . ① R756.4

中国国家版本馆 CIP 数据核字（2024）第 082885 号

甲病全书　　　　　　　　　　　　　　　　　　　　　　（德）安可·尼德劳乌　　著
Jiabing Quanshu　　　　　　　　　　　　　　　　　　　　　　　杜俊峰　　主译

策划编辑：罗　伟	责任编辑：张　琴
封面设计：廖亚萍	责任校对：李　琴
责任监印：周治超	
出版发行：华中科技大学出版社（中国·武汉）	电话：(027)81321913
武汉市东湖新技术开发区华工科技园	邮编：430223
录　　排：华中科技大学惠友文印中心	
印　　刷：湖北新华印务有限公司	
开　　本：787mm×1092mm　1/16	
印　　张：18.25	字　　数：440 千字
版　　次：2024 年 5 月第 1 版第 1 次印刷	定　　价：298.00 元

本书若有印装质量问题，请向出版社营销中心调换
全国免费服务热线：400-6679-118　　竭诚为您服务
版权所有　侵权必究

主译简介

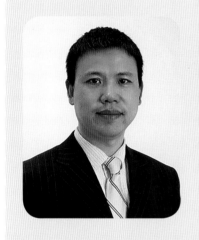

杜俊峰

医学博士，整形外科医生，足病专科医生

现任职于华中科技大学同济医学院第三临床学院（附属梨园医院），同时担任华中科技大学同济医学教育研究所副研究员，是德国海德堡大学HGFM奖学金获得者。

他从 2008 年开始专注于甲病、足病和创面的诊疗工作，是国内甲外科学的先行者。

他提出保留甲板完整性的甲沟炎治疗理念，建立了甲平衡重建理论和足病整体诊疗体系。在华中科技大学同济医学院开设了我国医学院校第一个本科阶段"足科医学"课程。组织开展世界足科医学经典译丛引进翻译工作，主译《甲外科学》《甲病全书》，同时在国内外积极推动"不拔甲治疗甲沟炎"的理念。

微信公众号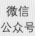

足病专科

方寸之间见天地

——《甲病全书》读后感

　　承蒙该书的主审、德国足病师陈梦老师邀请，我利用 2023 年的五一假期，通读了《甲病全书》，读后获益良多，很有感想。

　　甲病是表现为趾（指）甲表面、形态、颜色及甲板质地异常的疾病。该书中甲病包括指甲疾病和趾甲疾病，但涉及更多的是趾甲。一个甲板的面积不及一角钱硬币大小，甲病却是常见的病变，给人们带来许多痛苦。年轻人往往体会不深，老年人容易罹患甲病，糖尿病患者更是如此。老年人修剪趾甲十分困难，一方面是趾甲越长越厚，普通的剪刀或指甲钳难以剪断；另一方面是弯腰困难，视觉减退，剪甲的过程中容易伤及足趾，以至于并发甲沟炎等问题。我从事糖尿病专业已经 43 年，一直关注糖尿病足防治。这是前辈糖尿病专家、中华医学会糖尿病学分会的几任主任委员如北京协和医院的池芝盛教授、北京大学第一医院的钱荣立教授和中日友好医院的杨文英教授交予我的任务。我在临床实践中体会到糖尿病足关系到无数糖尿病患者及其家庭的幸福。糖尿病足治疗困难、预后差，严重的可以致残致死，但预防十分有效。甲病是造成糖尿病足的重要原因。关注甲病的预防可降低甲病患病率；有了足病，及时接受科学规范的治疗，可以降低糖尿病足的发病率，从而减少糖尿病截肢。这不仅可以极大地改善患者的生活质量，而且可以为糖尿病患者的家庭及社会节省大量的医疗费用。

　　糖尿病所致甲病，只是甲病中的一小部分。更多的甲病与糖尿病无关，但同样给患者带来痛苦，降低其生活质量。

　　甲病看似简单，实际上非常复杂，涉及解剖、病理生理、组织学的改变，与众多临床疾病如皮肤病、骨组织病、内分泌疾病、免疫病、营养不良、下肢血管病变、肿瘤、老年病和感染等有关，其治疗涉及材料学、矫形康复学，需要许多精细的器械和鞋具。甲病专科医生和护士需要掌握多学科的知识以鉴别形形色色的甲病，了解不同甲病的病因及其临床表现。因此，处理甲病不仅仅是修个趾（指）甲那么简单。

以上是我通读《甲病全书》后的一点感想。

《甲病全书》的作者是德国的足病师 Anke Niederau，她在杜塞尔多夫有自己的足病诊所，诊治了大量的甲病患者，留存了丰富的足病图文资料。《甲病全书》原著是德文版，由于理论与实际结合，特别具有实用性，已翻译为 8 种不同语言的版本并出版。2021 年，日本出版了《甲病全书》的日文版。以杜俊峰医生和陈梦足病师为主的翻译团队翻译的这本中文版即将出版。中文版主要根据英文版翻译而成，参考了德文版的内容。在翻译过程中，翻译团队认真负责，力求信达，针对个别词汇和句子，团队成员反复商榷推敲。陈梦老师作为在国内完成文科高等教育的老师和在德国完成足病师全程教育并有自己独立诊所的足病师，有非常好的中文基础，又熟悉德国足病师的工作，因此她的意见具有权威性。主译杜俊峰医生，曾带领翻译团队翻译出版《甲外科学》，熟悉国外的足病学发展过程与现状，他从事甲病治疗 10 余年，了解我国与德国甲病临床治疗与基础医学的差距以及国内从基层到综合性大医院开展甲病之所需，熟悉足病治疗的难点与痛点。《甲病全书》的出版有利于进一步完善国内甲病专业培训教材建设，也为解决甲病临床治疗提供了更详细而专业的参考。

感谢德国的专家足病师 Anke Niederau 为全球关注甲病的临床医务人员提供了如此内容翔实、图文生动又极具操作指导价值的专业参考书，同样感谢杜俊峰医生和陈梦足病师的翻译团队认真细致而专业的翻译，为国内的甲病、足病和糖尿病足专业提供了宝贵的参考书。作为关注糖尿病足的糖尿病专科医生，我读了此书，真切体会到甲虽小，但方寸之间学问大，涉及专业多。另外，在甲病的治疗方面，我们与德国的差距首先体现在理念上，其次在专科人才培养上，再次在具体的操作、器械和生物材料，以及鞋具制作等方方面面。这些差距的存在也给我们国内同道提供了发展和创新的机会。愿我们共同努力，借助于科技发展和学术交流，促进先进技术的转化，造福于我国的患者。

许樟荣

战略支援部队特色医学中心糖尿病中心、内分泌科主任医师

中华医学会糖尿病学分会糖尿病足与周围血管病学组顾问

曾任国际糖尿病足工作组成员兼亚太区共同主席、国家卫生部慢性非传染性疾病预防控制中心专家委员会委员、国家心血管病专家委员会委员、中华医学会糖尿病学分会委员兼副秘书长

2023 年 5 月 3 日

写在《甲病全书》出版之前

经过两年的团队工作，《甲病全书》这本书即将付梓！

作者德国足病师 Anke Niederau 女士，在杜塞尔多夫拥有自己的足病诊所，具有丰富的足病治疗经验。本书在德国是足病师培训的补充教材之一，体现了德国足病师的职业理念：科学性、实践性和规范性。《甲病全书》在世界范围内具有一定的影响力，已经被翻译成 8 种语言出版。

本书主要是根据英文版翻译的，加入了最新德文版的内容。有别于其他专著，这是一本简洁清晰的甲病诊疗操作手册，介绍了工作原理和操作流程，说明了操作的禁忌，对于足病诊疗工作具有清晰明确的指导意义。无论是医生、足病师、护士还是修脚师，都能够从中受益。书中图文并茂地对常见甲病做了比较全面的介绍，包括病因、诊断、鉴别诊断、治疗和预防。儿童甲病，是最新德文版中添加的内容。本书关于糖尿病足甲病的论述，对于糖尿病足的预防工作具有较强的指导意义。

本人有幸作为主审。为了保证图书质量，译者间彼此互查、互校，几次集中讨论，对于编审工作，从始至终，多番推敲，几经反复。如是，恐仍有疏漏之处。在此，既想表达我们的惴惴不安，同时也表明我们欢迎批评指正的坦诚。

杜俊峰医生是本书的主译，他潜心研究甲病十余年，在国内开设了医学院校本科阶段第一个 "足科医学" 课程，曾翻译过《甲外科学》，本书的成功翻译、出版与他的专业知识和组织协调分不开。曹忠昂医生负责很多具体的工作，十分辛苦，且工作出色。

总之，我很高兴看到《甲病全书》的出版，感谢团队的付出，衷心地希望我们的甲病诊疗、预防工作更加专业化和规范化！

陈梦
Chen Meng

德国独立执业足病师、足部治疗师
德国足病师协会会员
国际神经感应与生物力学协会会员
2023 年 5 月 7 日于德国波鸿

序　言

　　甲病是临床工作中常见的疾病之一，其治疗涉及专业众多，与皮肤科、普外科、骨科、手足外科、整形外科都有关联，方法也是多种多样。以最常见的甲沟炎为例，传统治疗方式多为拔甲，虽简单便捷，但复发率高，拔甲后出现甲畸形并不鲜见，已经不能够满足社会对美的要求了。因此，临床工作者有必要学习借鉴国内外前沿甲病医疗技术，推进甲病专业的创新和发展。

　　2019 年，在华中科技大学出版社的支持下，我们团队翻译出版了国内第一本《甲外科学》，同时，我的甲沟填塞技术（棉花填塞）和甲平衡重建理论也得到了国内外同行的认可。在足病专科门诊实践中，我发现甲沟炎的外科手术适应证越来越少，相当部分的甲沟炎和甲畸形患者可以通过甲沟填塞和甲矫形器矫正等非手术治疗来完成。

　　我在德国学习期间，接触到了甲病的非手术治疗专著 The Big Book of Nail Diseases（中译名《甲病全书》），发现这本书的内容是对甲病外科治疗方式的很好补充。查询到作者 Anke Niederau 女士在德国杜塞尔多夫的诊所执业的信息后，通过德国足病师、足部治疗师陈梦老师与作者取得了联系。我和陈梦老师专程上门拜访交流，得到了作者的认可并获得该书翻译成中文出版的授权。此前，该书已经有八种不同语言的版本。当呈送上我们的《甲外科学》中文版时，她很开心地说："希望中文版《甲病全书》是第九个版本。"

　　《甲病全书》和《甲外科学》分别关注甲病的非手术治疗与手术治疗，相得益彰，都具有清晰规范的操作指导，让临床工作者能够为患者提供高质量的服务。本书是以第三版的英文版本为基础翻译的，考虑到德文版的第四版添加儿童甲病章节，经与版权方沟通，得到授权后添加了这一部分，让这本书得以与国际同步。

　　在这里特别感谢陈梦老师。在她的帮助下，我能够和作者顺利进行沟通并得到作者的快速认可；在本书的翻译过程中，陈梦老师的专业知识给了我们很大的帮助；全书的审校中，陈梦老师参照最新德文版，将中文、英文、德文对照，力求表述准确。同时添加的儿童甲病章节也是陈梦老师根据德文版直接翻译过来的。

I

感谢翻译团队的所有成员。这个团队是通过公众号"足病专科"召集的，大家来自五湖四海，不同专业，相同的是对甲病的深切关注。大家共同努力，克服了专业名词和商业用语翻译的巨大困难。为了达到更好的翻译效果，每个章节都经分组完成、内部互审和小组间交叉审阅、校对，前后经过几轮，终于达到了可以付梓的程度。

感谢领航足科医生集团对本书的大力支持，促成了"世界足科医学经典译丛"的出版，今后我们还将推出更多的世界足科医学经典图书，让大家了解足科医学的最新进展。

感谢我的父母、爱人和女儿，感谢他们对我一如既往的支持，让我能够沉下心来坚持做自己喜欢的事情。

最后，我想说，一个人可以走得更快，但是一群人可以走得更远。欢迎更多的同行加入甲病专业探索创新的队伍，相互帮助，共同提高。我们的目标是未来外科学教材不再将拔甲作为优先推荐的甲沟炎治疗方法。为了达到这一目标，还需要众多同行共同不懈的努力。

杜俊峰

2023 年 6 月

武汉东湖

目录

6 趾甲修复术 **189**

7 填塞和肌效贴 **213**

导言

为什么关于甲病的病因、诊断和治疗方案的基本知识如此重要？

对于每一位足科医生、足病师和其他与足相关的医疗从业人员来说，鉴别趾甲异常（如甲板畸形）和甲生长障碍是至关重要的。在彻底询问病史和做出诊断之后，与内科医生和自然疗法医生共同制订并执行适当的治疗计划同样至关重要。

为了进行准确的诊断，必须考虑以下因素。

一般情况和既往史
- 年龄
- 既往疾病（如循环障碍、糖尿病）
- 饮食习惯
- 先天性或后天性足趾畸形
- 趾甲生长速度
- 趾甲的机械应力
- 袜子和鞋子（合适的尺寸十分重要，否则会对足趾产生异常压迫）

检查和诊断
- 足部静态检查
- 仔细检查趾甲（确保良好的照明条件，应使用放大镜）
- 在检查灯下检查趾甲，有助于发现甲下病变、甲下鸡眼或甲沟中的趾甲残留和甲尖
- 显微镜检查
- 对趾甲真菌（细菌）进行培养
- 一个或多个趾甲感染
- 不对称性感染（局部感染）
- 对称性感染（可能是一些系统性疾病的表现）

从以下几个方面对甲真菌病患者的评估也很重要。
- 它是从何时何地开始的？
- 有什么症状？
- 感染的趾甲和健康的趾甲有什么不同？

趾甲异常及趾甲生长障碍的原因：
- 遗传（先天性足部和足趾畸形）
- 创伤或与疾病有关的病因（如循环障碍）
- 有害物质（如化学物质、药物、毒素）
- 甲感染（如甲真菌病）

必须特别注意健康趾甲的特征性光泽，甲上皮和甲板的形状、颜色和厚度。双头钩、甲沟探针、甲沟挖勺都是进行彻底检查最合适的器械。它们能检测到隐藏的病损或内嵌的趾甲，会发现多处趾甲异常（图 1.1），必须留存照片或影像做记录。PodoCam 足部检查影像系统能够精确地评估趾甲和皮肤的异常，是一种非常实用的工具，可以为患者提供高质量的医疗服务。

PodoCam（图 1.2）是一个便于操作的摄像机，适用于所有拥有 EDP（电子数据处理）系统的诊所。它有一个设计直观的界面，能够提供高分辨率的图像。摄像机可自动将图像分送给患者，或者发送给多媒体。

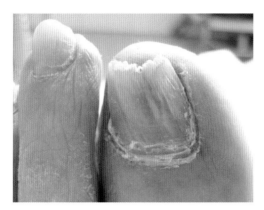

图 1.1 一个有多种疾病的趾甲：可能包括甲真菌病、甲肥厚、脆甲症、甲上皮异常

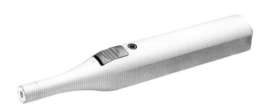

图 1.2 PodoCam

足科医生可以在任何时候很容易地检索到相关的影像和跨学科的交流文件。拥有超薄外形设计的集成 LED 光源，可以在难以用肉眼观察到的地方进行检查。即使是最小的细节，摄像头也能显示出直观的画面和高分辨率的图像。在处理创面时，摄像头放置在距离创面边缘或趾甲 1cm 的地方。在完成操作之后，可以很方便地对摄像机进行清洗和消毒。USB 简单的即插即用功能适用于任何电脑，图像放大功能（高达 200 倍）支持任何 iPad、显示器或智能手机。网络影像传输可以改善沟通和理解，特别是对于神经病变患者。这种途径把可视化和可理解化相结合，同时可以把图像分送给患者或多媒体，以利于后续的治疗，如矫正器治疗，另外，借助这种途径可以很容易地联系到患者，还可以进行研讨。对于跨学科的转诊，可以将图像与简短的文本一起发送，以确保合法的可追溯性和验证性。

对于任何一位忙碌的足科医生来说，PodoCam 都是一种革命性的多功能仪器，可用于获得准确的诊断和精确的文件。PodoCam 足部检查影像系统是一个绝佳的图像显示系统（图 1.3）。

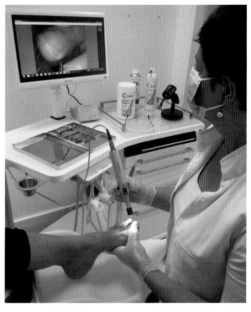

图 1.3 诊所里的 PodoCam 足部检查影像系统

PodoCam 系统是一个革命性的多功能系统，常应用于医生的准确诊断。它也是多学科同行之间的交流工具。直观的信息能够帮助内科医生、足科医生和其他科室医生共同确定最佳的跨学科治疗方案。

这本书的目的是为日常门诊中甲畸形和甲疾病的诊断和治疗提供帮助，许多趾甲异常可以通过适当的、以患者为主导的措施来预防。

译者：刘宇雷

甲的结构

甲（拉丁语：unguis。希腊语：onyx）

甲板是一种皮肤附属物，由 100～150 层不规则层叠着的角质细胞构成，厚度为 0.05（婴儿趾甲）～ 0.75 mm。

甲形成（趾甲化）是从甲皱襞后面开始的角化过程。角质细胞由含有高比例硫双键化合物的硬角蛋白和均匀排列的纤丝角蛋白（角蛋白的主要成分）组成。角质主要由蛋白质分子链、多肽链组成。甲持续生长：指甲大约每周生长 1 mm，趾甲大约每月生长 1 mm（图 2.1～图 2.3）。

甲的形成（趾甲化）

甲的形成是一个角化过程，它先于角质透明蛋白的形成。角质透明蛋白是一种在颗粒层中发现的蛋白质结构。这些小而致密的颗粒聚集在细胞内。在进一步的角化过程中，角质透明蛋白首先转化为角母蛋白（一种富含脂肪和蛋白质的嗜酸性物质），再转化为角蛋白。角蛋白被输送到透明层（这是一个薄层，具有防止脱水的功能）。

甲板（甲体）

甲板是在生发层（甲母质）中形成的。角质的三分之一由甲床的颗粒层产生，甲板的剩余部分形成甲半月。甲板由三层组成：表层，由硬角蛋白组成；中间层，由具有细胞结构和细胞核残留物的角质蛋白组成；底层（软角蛋白层），通过纵向的纤维粘连与甲床咬合（图 2.4）。甲板从甲床上的甲母质向远端推进。甲床上延伸出的甲沟，可以看作把甲板连接到甲床的结构。

甲板在两个方向（纵向和横向）上的弯曲，增加了甲板的稳定性。

决定甲板颜色的因素有很多：

- 甲床的毛细血管（甲板下面有微小血管

衬于表面）
- 角质蛋白（角状物质），呈现出从浅黄色到浅灰色的颜色变化
- 在甲母质和甲床区域中发现的色素形成细胞（黑素细胞）

甲板厚度由近向远逐渐增加，在生发基质区较薄。

甲母质（甲根）

甲母质（生发基质）可产生成为甲板的细胞。甲半月（甲板底部类似于新月形部分）是甲母质的可见部分，也就是趾甲可视的白色新月形底部。

甲床

甲床有微小的纵向凹槽，类似于波纹片，它将甲床与甲板连接起来（图 2.5）。

甲皱襞

甲皱襞是指覆盖在趾甲两侧和近端的皮肤皱褶。

趾甲的新月形近端和下面的基质被甲皱襞和表皮角质层覆盖。

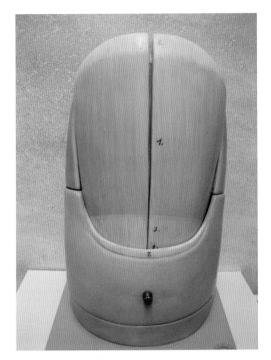

图 2.1　甲床模型

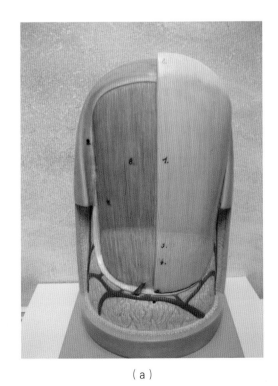

（a）

图 2.2　甲板模型

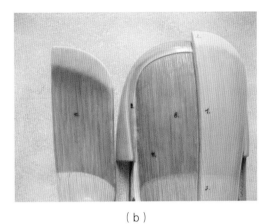

（b）

续图 2.2

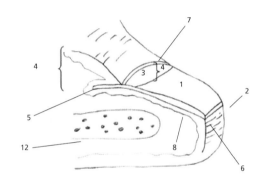

图 2.3　甲单元剖面图

图 2.1～2.3 注释

1—甲板（甲体）

2—游离缘

3—甲半月（白色新月形底部）

4—甲根

5—甲母质（生发基质）

6—甲下皮（甲前缘下部）

7—甲上皮

8—甲床

9—甲皱襞

10—带乳头槽的中间甲

11—甲下部分，甲床，具有乳头槽

12—趾骨

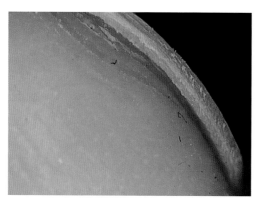

图 2.4 甲板的三层

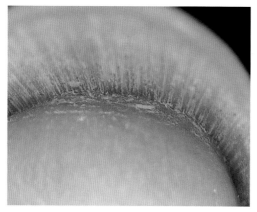

图 2.5 过渡到甲下皮的腹侧趾甲的远端视图
（PodoCam 拍摄）

甲沟

甲沟是甲板与甲皱襞之间的过渡部位。

甲上皮（角质）

甲上皮是指近端甲周皮肤（甲皱襞）。它位于趾甲背面，像一个密集而又纤薄的褶皱，起到密封保护甲的生长通道的作用。破坏甲上皮会导致细菌或真菌感染，引起严重的甲生长障碍。

甲下皮

甲下皮位于远端游离缘下方。它是一种角质结构，可以防止甲板与甲床分离，并为

甲板形成一个保护屏障，防止细菌等异物的侵蚀。

功能

甲板主要保护指骨远端、指尖及周围软组织免受损伤。它还能协助完成精确、精细动作，如拔出一根刺和某些切割或刮削动作。

甲板持续生长。指甲每周长约 1 mm，平均需要 6 个月才能重新完全长出。趾甲更厚，生长速度也更慢，大约需要 12 个月才能重新完全长出。

甲母质的发育开始于胚胎第 3 周的末期。此时形成一个略微弯曲的初级趾甲区，呈现出弧形的边缘。颗粒细胞慢慢形成趾甲，甲板从远端向近端生长。在第 5 个月末，甲上皮和甲下皮形成甲母质。第 6 个月后，趾甲开始由近端向远端生长。

甲板生长异常

甲板生长异常的一些原因如下（表2.1）。

表 2.1 甲板生长情况

类型	加速生长	延迟生长
相关因素	夏天 白天 怀孕 轻伤 咬指甲 剪指甲 右手的指甲 青春期 男性 手指：中指、无名指、食指	冬天 夜晚 左手的指甲 老年 女性 足趾：踇趾、小趾

下列原因引起甲板生长障碍：

- 外源性因素

外源性甲板生长障碍是由损伤、化学毒素、药物治疗和足趾畸形（图 2.6）引起的身体创伤。

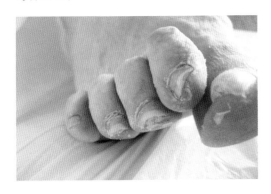

图 2.6 足趾畸形（踇趾僵硬、第 2～4 趾爪形趾，第 2 趾骑跨畸形）

- 内源性因素

内源性因素一般影响所有甲板的生长（图 2.7）。皮肤病和各种基础疾病是常见病因。矿物质和维生素缺乏也是原因之一。

- 遗传因素

甲中线营养不良是一种以一枚或多枚甲的靠近中线的甲板裂开为特征的甲病。砂纸

般质地的粗糙甲也是遗传因素造成的。

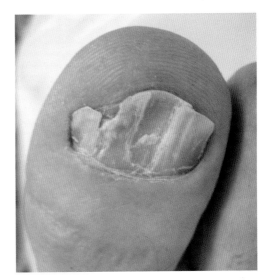

图 2.7 银屑病甲

足科医生和足部护理专业人员应该能够识别甲的病因和外观，以便给予适当的治疗。

合适的鞋子和袜子在防止甲板变形方面也起着重要作用。建议患者除了关注鞋的材质之外，还要关注鞋的长度、宽度、柔韧度和高度。

研究者演示了在测量尺帮助下，以正确

的尺寸购买鞋的重要性（图2.8～2.13）。鞋的顶尖处不够高的鞋子通常会导致不舒服、不合脚。

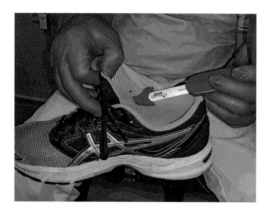

图2.8　内部测量鞋顶尖处

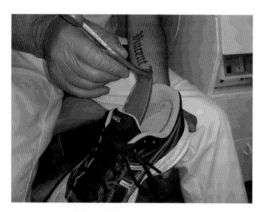

图2.9　内部测量鞋跟处

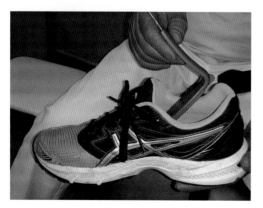

图2.10　在不改变测量刻度的情况下小心地移出测量尺

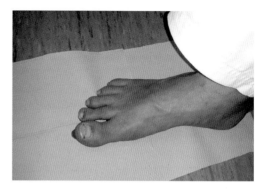

图2.11　患者将一只脚放在测量尺上。结论：鞋太小了

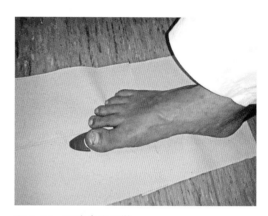

图2.12　正确合脚的鞋

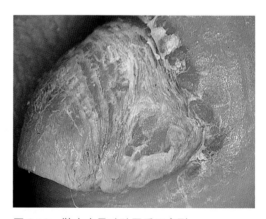

图2.13　鞋太小导致趾甲受压变形

　　购买合适的袜子也同样重要。研究者把袜子放在脚的内侧，不拉扯袜子，并向患者解释购买袜子时必须考虑的事项。

　　为了确定袜子是否合适，可以把袜子的

长轴围在患者放松的掌骨关节上，不要牵拉它。如果袜子围住一圈，还重叠了一根手指的宽度，那么袜子就是合适的（图 2.14～2.18）。

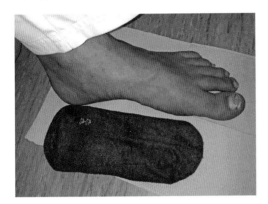

图 2.14　将袜子放在脚旁边

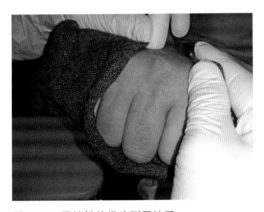

图 2.15　用放松的拳头测量袜子

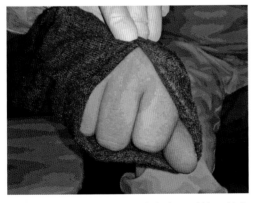

图 2.16　袜子测量：袜子大小合适时袜子长度
　　　　　围住掌骨关节一周后还可以多出一根
　　　　　手指的宽度

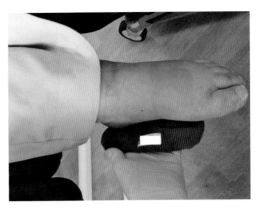

图 2.17　这些袜子太小了

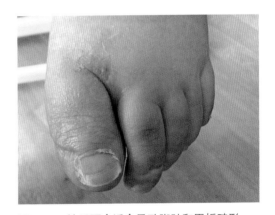

图 2.18　袜子不合适会导致脚趾和甲板畸形

　　同样的方法可以用于压缩弹力袜的测量
（图 2.19～2.21）。

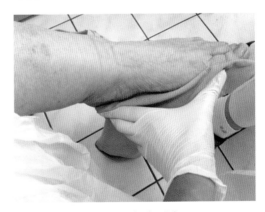

图 2.19　压缩弹力袜的长度测试

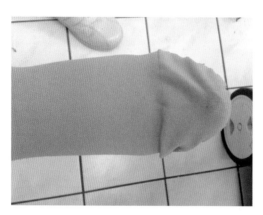

图 2.20　压缩弹力袜趾尖部是柔软的

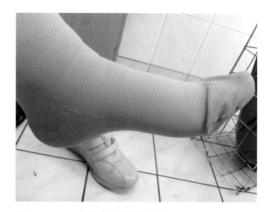

图 2.21　正确地穿压缩弹力袜

译者：刘宇雷

趾甲疾病

3

3.1 糖尿病神经病理性甲病 （DNO）

（参考了奥地利维也纳 WundMED（慢性创面中心）外科专家 Adalbert Strasser 博士的资料）

定义

DNO 是指糖尿病足伴周围神经病变导致的趾甲疾病。

原因

在糖尿病足患者中，周围神经病变引起甲母质的神经出现病理性损伤，而致使趾甲生长障碍。

外观

表现为趾甲不受控制地生长，甲板变得异常厚。趾甲上有横向和纵向的沟槽，坏死组织沉积在甲板下面和角质层之间（图3.1）。

这种疾病通常被误断为甲真菌病，如果治疗不当，会对患者造成非常严重的影响，因为在最坏的情况下，末节趾端截趾手术是唯一的选择。

患者厌恶趾甲的外观，而且遭受疼痛不适。通常卷曲的甲生长伴随着压迫疼痛、甲上皮部的炎症和最终导致的末节趾骨的炎症。此外，增厚的甲板还可引起严重的疼痛和足部静态功能障碍，从而改变患者的运动模式。

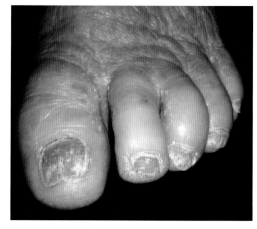

（a）

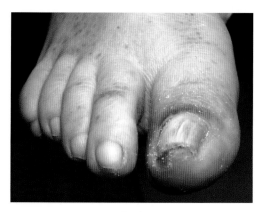

（b）

图 3.1　糖尿病神经病理性甲病

译者注：DNO 患者由于穿窄小的鞋子，压力性摩擦所致红肿位于甲根部和甲面的纵纹裂。

周围神经病变和足趾畸形共同导致足趾出现不正常的受压点，这种非生理性压迫模式不仅使足部受压过度，也会导致趾甲不受控制地生长。穿着过小的袜子或不合适的鞋子都会导致异常的步态模式。糖尿病足跖骨变形也会导致神经病理性甲病。

并发症

糖尿病患者出现 DNO 相关伤口不愈合及并发症的风险高,尤其是存在甲周皮肤损伤的情况下。不恰当的足部护理会损害敏感的角质层,也会导致甲沟炎、经久不愈的溃疡(图 3.2)、甲下脓肿(图 3.3、图 3.4)、瘘管形成和末节趾骨骨髓炎等(图 3.5 ~ 3.15)。

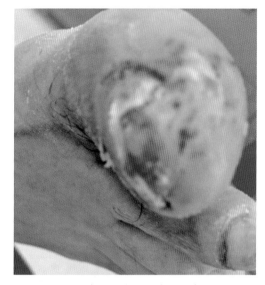

图 3.4　DNO 伴甲下脓肿并溃疡形成

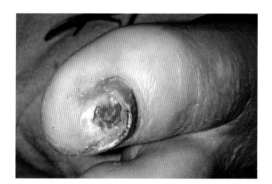

图 3.2　DNO 伴甲下溃疡

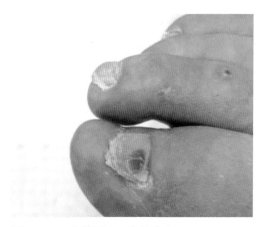

图 3.5　DNO 伴甲下压力性血肿

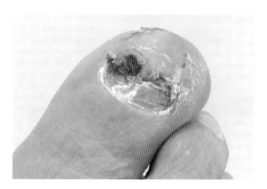

图 3.3　DNO 伴甲下脓肿

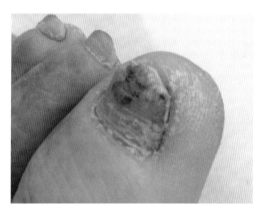

图 3.6　DNO 伴甲下压力性出血

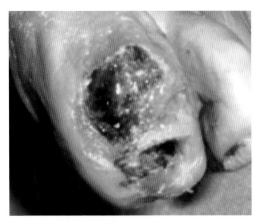

图 3.7　DNO 伴骨髓炎瘘管并压力性溃疡形成

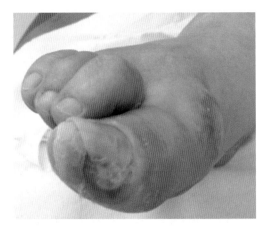

图 3.10　DNO 伴脓肿形成和早期瘘管并甲沟炎

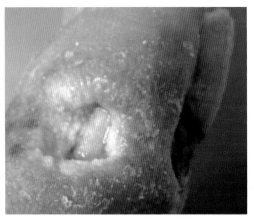

图 3.8　DNO 伴骨髓炎、脓肿和瘘管形成的溃疡

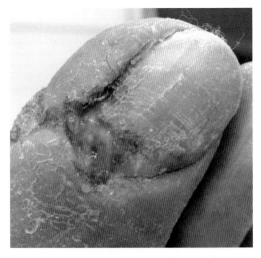

图 3.11　DNO 伴脓肿和瘘管形成的甲沟炎

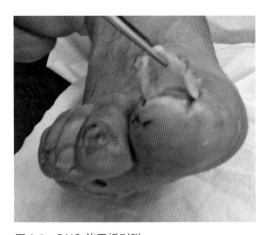

图 3.9　DNO 伴甲板剥脱

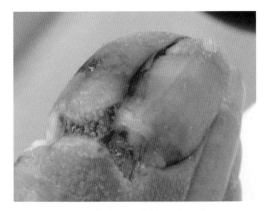

图 3.12　DNO 伴脓肿和瘘管形成的溃疡

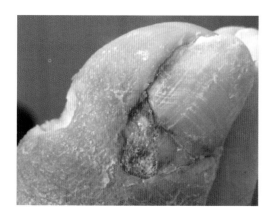

图 3.13 DNO 伴右侧拇趾末节趾骨骨髓炎合并
　　　　脓肿及瘘管形成的溃疡

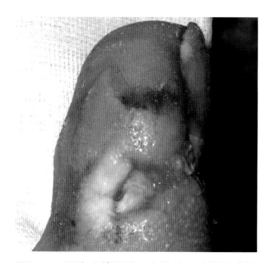

图 3.14 甲沟炎伴骨髓炎和脓肿及瘘管形成的
　　　　溃疡

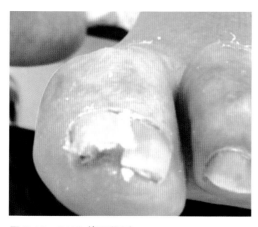

图 3.15 DNO 伴甲纵裂

治疗

想要缓解趾甲压力和疼痛，甲板的厚度需逐渐减少，这可能要花费数月时间。伴有疼痛的卷曲甲（图 3.16）适合用粘贴式甲板矫正贴片来处理，将贴片做稍微向上的弯曲来增加反弹力。这种情况下不建议使用钢丝甲板矫正器。

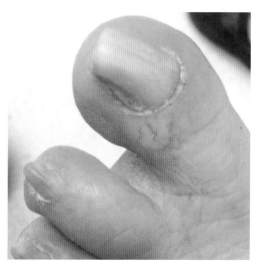

图 3.16 卷曲甲

矫正器应避免刺激甲沟。不建议使用甲沟填塞法，因为该法可能会加重病情，并可能导致末节趾骨的截肢。为了排除真菌感染，受感染的趾甲应该进行（微生物）DNA 分析。如果存在甲真菌感染，建议用 Spirularin（一家护肤产品公司的商标名称）甲精华做治疗。其活性成分来源于螺旋藻，能对抗细菌、病毒和真菌。该活性成分是一种温和的、天然的、无害的，且能非常有效抵抗细菌、病毒及真菌的物质，许多研究结果和世界各地的实践经验都证明了其有效性。

通过上述治疗方法，医生可以帮助患者改善其趾甲外观，同时缓解或者消除疼痛和不适感。

拇趾对疼痛和炎症很敏感，因为它在运

动时要承受大部分的压力。内分泌科医生、矫形鞋匠和足科医生之间的密切合作是至关重要的。

在急性期，前足减压鞋可以为患者带来舒适感，后期建议穿合适的矫形鞋，因为动脉微循环障碍会加重整个病程。

治疗不当可导致肢体截肢。

如果患者有趾骨骨髓炎合并甲下脓肿，建议行坏死骨组织切除术。

除了遵循无菌操作原则外，定期的检查、冲洗和缓解压力也很重要。

根据 Adalbert Strassers 博士对抗生素图谱的分析，不鼓励使用填塞法，因为可能会导致变形杆菌和假单胞菌寄生。如果必须使用填塞法，只能使用无菌的 Ligasano 白色敷料（海绵材质较柔软和细腻）填塞，且填塞不超过 24 小时。

Adalbert Strassers 博士的总结

由于甲病常伴有严重的并发症，DNO 与糖尿病足是相关联的。如果糖尿病足患者检测到真菌感染，则可称为 DNO 综合征。

DNO 中甲肥厚伴甲真菌病

对于初起的踇趾僵直和早期锤状趾患者，其趾甲的厚度必须在一段时间内逐渐减少（图 3.17）。使用螺旋藻提取物和脚趾肌效贴（如果脚趾足够柔韧）进行抗真菌治疗可以帮助缓解疼痛。

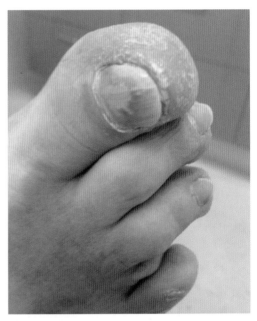

图 3.17　DNO 的近景图（纵纹甲下的甲真菌感染）

译者：徐爱国

3.2　嵌甲

（拉丁语：unguis incarnatus。
希腊语：onychocryptosis）

拉丁名称 unguis incarnatus 更常用于指向甲沟内生长的脚趾甲（图3.18～3.24）。

定义

甲板侧缘向内弯曲，深嵌于甲床（图3.19），为侧面甲皱襞覆盖。甲板的前角开始向甲皱襞组织内生长（图3.20），如果不及时治疗，可能会引起严重的疼痛和炎症（图3.21）。

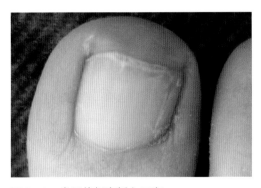

图3.18　嵌甲伴轻度侧方压痛

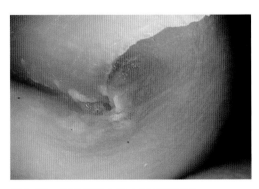

图3.19　嵌甲伴侧方和中部轻度压痛

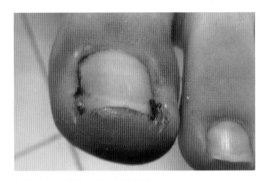

图3.20　嵌甲伴炎症性疼痛

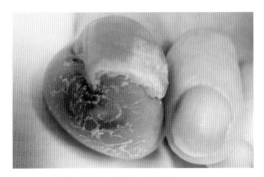

图3.21　嵌甲伴肉芽组织和化脓

原因

- 甲角过度修剪
- 由各种因素引起的甲板横向弯曲
- 甲板厚度和质地的变化
- 甲沟长期炎症反应的表现，如甲沟炎，其中炎性浆液溶解了部分甲组织，产生不均匀的、部分锯齿状的甲缘；这种凹凸不平的边缘阻碍了伤口的正常愈合
- 足部或脚趾畸形，如踇外翻，会加重损伤
- 穿着不合适的鞋子
- 糖尿病导致的性激素水平变化，青春期或更年期间性激素水平变化，遗传性敏感皮肤。

不同阶段

- 非化脓性炎症：深部的甲板侧缘挤压甲皱襞，引发炎症反应，表现为甲沟和甲皱襞区域的组织发红、肿胀、疼痛、发热和功能障碍等典型征象

• 化脓性炎症：炎症的进展促使细菌侵入肿大的甲皱襞（甲沟），导致急性甲沟炎（在甲沟和甲板下面化脓）。脓性分泌物通常自行排出或通过对甲沟施加压力排出。足部治疗师可以进行初步治疗，但必须将患者转诊给医生做进一步治疗

• 肉芽组织并化脓性炎症：肉芽组织会伴

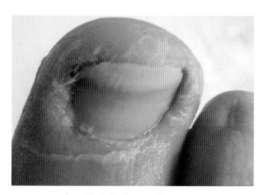

图 3.22　嵌甲伴有轻微的外侧和内侧压痛及轻微的炎症反应

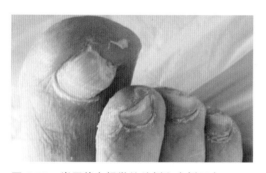

图 3.23　嵌甲伴有轻微的外侧和内侧压痛

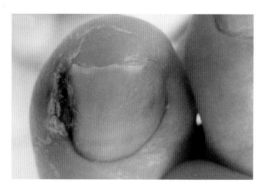

图 3.24　嵌甲伴肉芽组织和内侧化脓

随着嵌甲的进展产生，肉芽组织往往具有良好的血供，外形如同新鲜的肉芽。在这种情况下，足部治疗师也只应对患者进行初步治疗，并将患者转诊给医生做进一步治疗

并发症

淋巴管炎症（常被误诊为脓毒症）如果得不到及时治疗，会导致足趾坏死。尖锐趾甲棱角的刺激会增加细胞分裂和促进肉芽组织增生。对于糖尿病或下肢血供障碍患者，长时间的甲沟炎可能导致足趾截肢。

伤口病历记录

对每一个伤口的处理过程都必须以书面形式记录（表 3.1），可以添加照片来完善补充文档（图 3.25）。

治疗

• 操作中使用无菌器械是极其重要的

足部治疗师与医生合作至关重要。

• 彻底消毒，如用 Octenisept 或 Prontoman。Octenisept 是德国 Schülke & Mayr 有限公司生产的一种液体创口消毒喷雾（图 7.30）；Prontoman 是德国 Prontomed 公司生产的足部护理套装，包括喷雾、凝胶、霜剂、溶液等一系列用于趾甲护理，尤其是合并真菌感染的护理用品

• 用探针、双头钩检查甲缘是否规则、甲沟角化程度和鸡眼

• 用趾甲分离器、空心刀、角锉或梨状打磨头磨平微小的粗糙面

• 将穿透皮肤的趾甲尖切成 V 形，用角钳、空心刀、趾甲分离器或镊子，将其取出。确保不要去除太多，不要留下尖锐的甲板边缘（图 3.26 ～ 3.29）

表 3.1 伤口病历记录详情

患者姓名 ＿＿＿＿＿

伤口状况　　　　　Wagner评分（0～5分）

☐ 0 无开放性病变；可能有畸形或蜂窝织炎
☐ 1 浅表糖尿病性溃疡（部分或全厚度）
☐ 2 溃疡延伸至韧带、肌腱、关节囊或深筋膜，无脓肿或骨髓炎
☐ 3 深部溃疡伴脓肿、骨髓炎或关节感染
☐ 4 坏疽局限于前足部分或足跟
☐ 5 整个足部广泛坏疽

伤口条件
损害程度
　　　　　　大小 ＿＿＿＿
　　　　　　深度 ＿＿＿＿
☐ 累及深部的筋膜、肌肉、肌腱、软骨和骨组织

伤口边缘情况　　☐ 光滑　　　　☐ 不规则
　　　　　　　　☐ 锯齿状　　　☐ 衰变
　　　　　　　　☐ 伤口的口袋　☐ 部分坏死
　　　　　　　　☐ 全部坏死　　☐ 闭合的黑性坏疽（干性坏疽）

伤口基底情况　　☐ 蜕皮
　　　　　　　　☐ 黏液组织
　　　　　　　　☐ 污浊的
　　　　　　　　☐ 异物存留
　　　　　　　　☐ 清洁的

渗出的状况　　　☐ 血性
　　　　　　　　☐ 血浆性
　　　　　　　　☐ 化脓性
　　　　　　　　☐ 干燥性
　　　　　　　　☐ 有气味

细菌感染的范围和迹象 ＿＿＿＿＿＿＿＿＿＿＿＿＿＿＿＿＿＿＿＿

伤口有多久了？　　　＿＿＿＿＿＿＿＿＿＿＿＿＿＿＿＿＿＿＿＿

日期：　　签名：

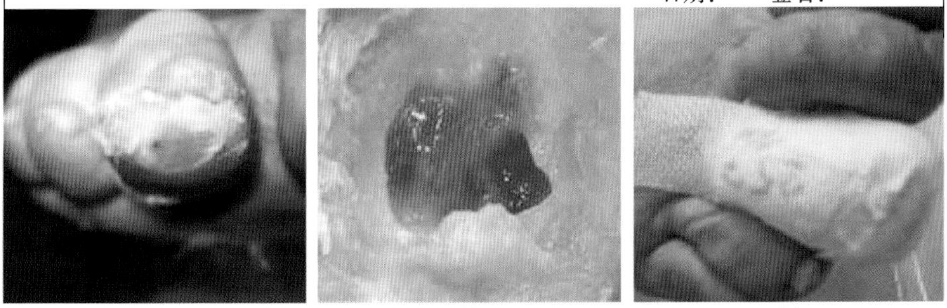

(a)　　　　　　　　　(b)　　　　　　　　　(c)

图 3.25 伤口病历记录样本

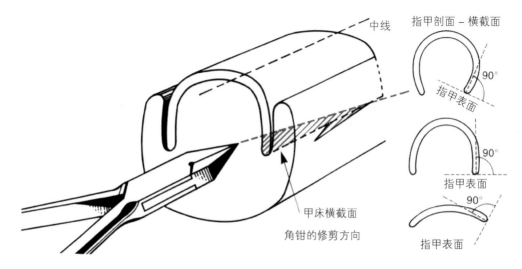

图 3.26　角钳修剪方向

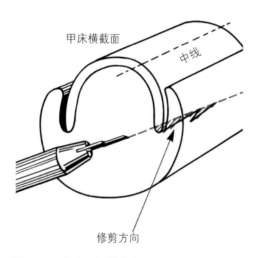

修剪方向

图 3.27　空心刀切削方向

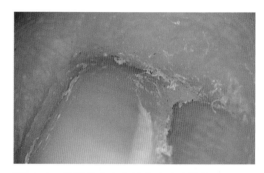

图 3.28　嵌甲伴有炎症性疼痛（中等）

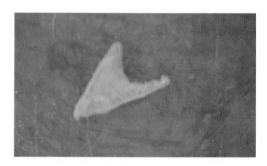

图 3.29　去除嵌入的甲尖

* 用 Prontoman 品牌的喷雾消毒剂软化后小心去除甲沟中皮肤角质物（让喷雾剂生效 2 分钟，如果需要，在甲皱襞处塞上一个浸泡了生理盐水的填塞物，如棉花等）

* 处理甲沟区的伤口时，使用以下消毒剂: Prontoman 凝胶、Octenisept、Dolerma 抗菌甲沟油、70% 异丙醇、金盏花或胶体银

* 为防止潜在的出血，可将 Clauden 纱布或浸渍有聚甲酚磺醛浓缩液、Copoline、羊绒或无纺布的纱布填入甲沟，3 分钟后取出。也可以用滴鼻剂，该法尤其适合用于糖尿病患者

- 将甲缘剪去并去除尖锐边缘后，在甲沟处填塞 Copoline 或 Ligasano 敷料
- 使用趾甲矫正器，如贴片矫正器（BS 矫正器、Goldstadt 矫正器、Onyclip 矫正器、Erki 矫正器）或钢丝矫正器（例如 Fraser、3TO、ORa 等品牌）。各种甲板矫正器的使用方法请参见第 5 章
- 在足趾上包扎无菌纱布，确保足趾没有受压（图 3.30）
- 每天检查患者足趾，直到感染消退。遵循无菌原则是至关重要的
- 为了促进更快的愈合，患者可以在趾甲上涂抹 Spirularin 甲精华，并经常用鼠尾草、甘菊、麦麸、百里香、马尾或海盐（5L 37 ～ 38 ℃的水中加一汤匙）进行足浴

预防
- 正确修剪趾甲
- 穿合适的鞋子
- 仔细清洗甲沟，去除角化物和鸡眼

卫生消毒
所有的感染都容易受到 MRSA（耐甲氧西林金黄色葡萄球菌）的侵袭。据罗伯特·科赫研究所（德国联邦政府负责疾病控制和预防的组织和研究机构）的研究，该葡萄球菌已经大量繁殖。在 20% 的人群中可持续检测到，在 50% 的人群中可临时检测到。伤口感染和免疫功能低下的患者对 MRSA 有高度感染风险。

德国联邦卫生部报告称："仅在德国就有 40 万～ 60 万人罹患医院获得性感染疾病。医院获得性感染疾病通常指在住院或门诊治疗期间感染的疾病，每年可造成 7500 ～ 15000 人死亡。"

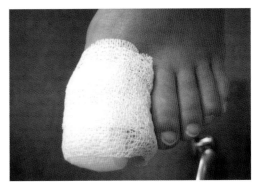

图 3.30　减压

这个数字比每年德国因交通事故而死亡的人数（2019 年为 3059 人）还多。

操作不当的 Emmert 手术后足部表现见图 3.31。

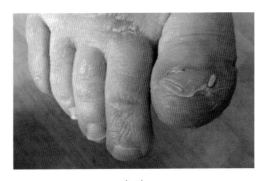

（a）

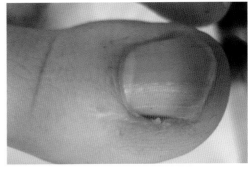

（b）

图 3.31　操作不当的 Emmert 手术（切除嵌甲、甲床和甲母质，然后进行缝合的手术方式）

执业风险因素

- 感染和细菌传染，对医生自身健康和其他患者的健康造成的潜在风险

- 在临床发现 MRSA 可能导致执业场所暂时关闭；受感染的工作人员必须请病假，不允许进入临床工作环境

- 感染 MRSA 的患者遵循卫生指南是至关重要的

上述危险因素需要执行以下特殊处理和卫生标准：

- 完整的病历记录

- MRSA 卫生计划和执业环境卫生措施的执行

- 向患者和工作人员提供并推荐护理和医疗产品（如 Spirularin 足凝胶、清洁乳液、Skinicer 止痒洗发水），因为这些产品可以预防金黄色葡萄球菌感染，特别是 MRSA 感染

- 适当的预防措施，例如及时的手部消毒和遵循标准的感染控制指南，有助于防止 MRSA 感染的扩散（图 3.32）

"嵌甲患者的家庭随访护理建议"如下。

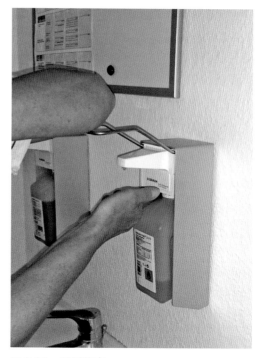

图 3.32　手部消毒

嵌甲患者的家庭随访护理建议

亲爱的患者:

我们将遵循最新的科学指导为您提供周全的甲病治疗方案。

居家护理很重要,不仅可以促进伤口的愈合,而且可以降低医疗费用。因此,我们列出了几条在家时要遵循的准则。

一般的准则

- 必须避免穿不合脚的鞋(长度,宽度,高度)!!!
- 把脚趾甲剪直(方形),不要太短
- 穿棉、毛、丝或竹制等天然材质的袜子
- 沐浴后,脚趾和脚趾间的区域要彻底擦干
- 沐浴后,先让水分自然蒸发

有效的伤口护理

- 洗脚后,先让水分蒸发,再用干净的布擦干
- 每天让您的足科医生来更换伤口敷料和填塞物
- 尽可能穿露趾鞋,如凉鞋、拖鞋
- 如果不可避免地要穿封闭的鞋子,请选择宽松的款式
- 封闭的鞋子必须是皮革等天然材料

保持干燥的足部环境,避免潮湿

保持与专家的合作

使用矫正器治疗的过程中,随着趾甲的生长,矫正器可能会出现松动,造成轻微的不适。如果发生这种情况,请您联系足科医生,他们会帮您清理患处甲沟,更换填塞物,并重新调整矫正器,甚至更换新的矫正器以保证治疗效果。

一般来说,一个趾甲矫正的过程大约需要三个矫正器。

在佩戴矫正器的同时可以在甲皱襞处涂上特殊的伤口愈合软膏或乳膏,以加强保护,减少损伤导致的感染。

严格执行上述建议,可以最大限度地保证疗效和减少到足科医生诊所的就诊次数。

特别强调:要遵守任何与医生的随访预约!

译者:徐爱国

3.3 甲沟炎 / 化脓性趾头炎

（拉丁语：paronychia。
希腊语：paronychia panaritium）

定义

甲周软组织的炎性改变，通常表现为局部皮肤屏障的连续性受到破坏，伴有或者不伴有疼痛（图 3.33 ～ 3.36）。

病因

- 嵌甲，甲板嵌入甲周组织
- 鞋子过紧
- 趾甲修剪不当
- 挫伤、挤压和外伤
- 对某些药物不耐受，如抗风湿药物、免疫抑制剂等
- 潮湿的环境
- 微生物感染，特别是葡萄球菌（如耐甲氧西林金黄色葡萄球菌）、链球菌、假单胞菌和真菌（白色念珠菌）感染，很少涉及病毒（如单纯疱疹病毒）感染

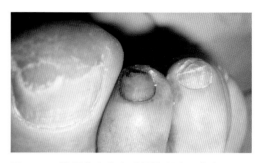

图 3.34 糖尿病患者脚趾拥挤所致甲沟炎

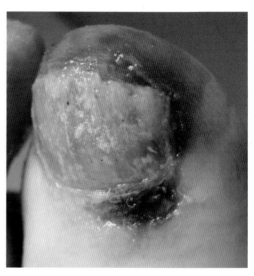

图 3.35 甲沟炎伴化脓和甲真菌病

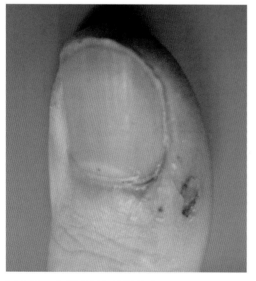

图 3.33 化学品引起的甲沟炎

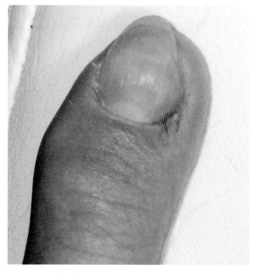

图 3.36 修剪不当导致的甲沟炎

并发症

- 进展期：肉芽组织的形成和骨受累
- 局部瘢痕
- 淋巴管炎症（淋巴炎）和组织受损（坏死）
- 甲板畸形
- 甲板脱落

治疗

使用无菌器械至关重要！

> 与医生合作至关重要！

经过彻底的消毒处理，使用 Octenisept（一种广谱抗菌剂，保存在冰箱中）冷敷以减少疼痛敏感性，并确保是嵌甲导致的炎症后，按照嵌甲的治疗程序进行处理。用双头钩小心地插入一个无菌填塞物（如 Ligasano，该填塞物浸渍有抗菌软膏、Spirularin 甲精华、蜂胶制品、Octenisept 凝胶、Prontoman 凝胶、胶体银或茶树油（小心，可能会引起过敏反应））至甲皱襞之下（图 3.37）。视情况，可使用甲矫正器，最好是粘贴式矫正器，以减轻压力。

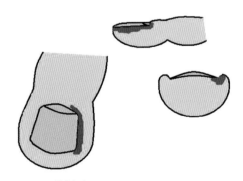

图 3.37 敷料减压

使用臭氧蒸汽可促进愈合。此外，使用无菌伤口敷料和合适的趾间衬护垫（图 3.38）进行正确的伤口护理，局部减压也很重要。

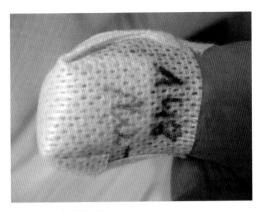

图 3.38 敷料包扎

预防

- 预防压力性创伤
- 穿合适的鞋袜
- 保持足部卫生

译者：张清泉

3.4 卷曲甲

（拉丁语：unguis convolutus）

定义

卷曲甲是一种以甲板横向卷曲为特征的甲板畸形，严重者的甲板侧缘可以夹住甲床软组织（图3.39）。

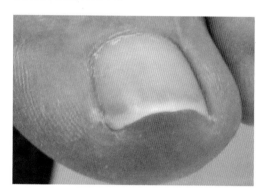

（a）

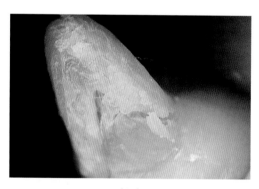

（b）

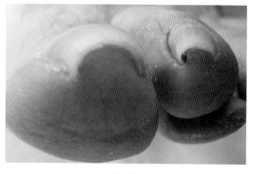

（c）

图 3.39　卷曲甲

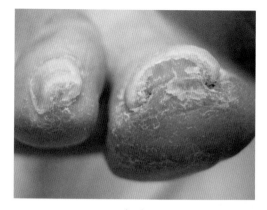

（d）

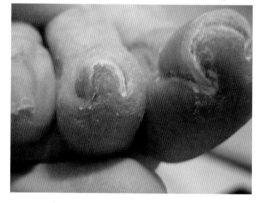

（e）

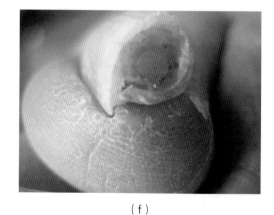

（f）

续图 3.39

原因 / 症状 / 外观

卷曲甲是导致嵌甲的主要病因之一。弯曲的侧甲缘引起了甲皱襞的角质化，导致疼痛和不适。

卷曲甲呈现不同的形状（形态学）：

- Ω 形（图 3.40、图 3.41）

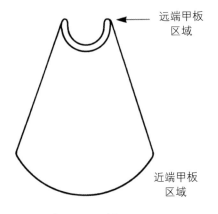

图 3.40　卷曲甲（Ω 形）

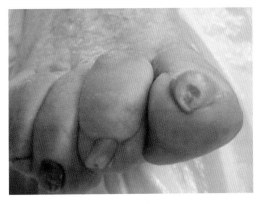

图 3.41　卷曲甲（Ω 形）病例

- 瓦片形（图 3.42）

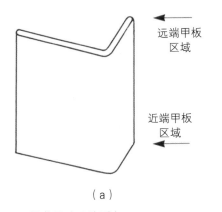

（a）

图 3.42　卷曲甲（瓦片形）

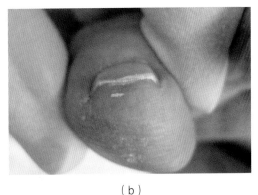

（b）

续图 3.42

- 折扇形（图 3.43）

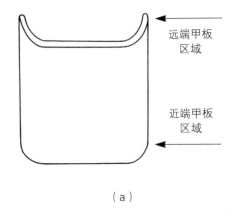

（a）

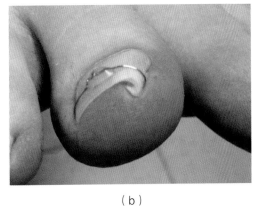

（b）

图 3.43　卷曲甲（折扇形）

不合适的鞋子是导致甲板畸形的重要原因。然而，代谢紊乱也会导致甲板严重弯曲，甚至可以在几周内发生（图 3.44、图 3.45）。

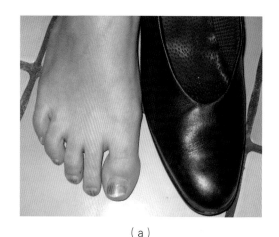

（a）

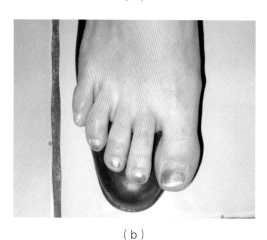

（b）

图 3.44　足趾和鞋子的宽度对比

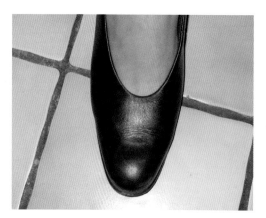

图 3.45　鞋子挤压足趾

此外，足部和脚趾畸形以及甲沟角化过度也是卷曲甲的病因（图 3.46）。

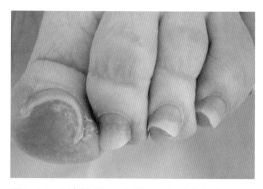

图 3.46　足部和脚趾畸形及甲沟过度角化

并发症

- 嵌甲
- 甲真菌病
- 疼痛

治疗

用趾甲钳尖将卷曲甲剪成小块，以防撕裂（图 3.47）。用手术刀、空心刀、皮肤钳或双头钩去除甲皱襞中过多的角质。如果没有过敏反应，可以在甲皱襞填入浸有尿素溶液（40％）或水杨酸的填塞物来抑制角质化。

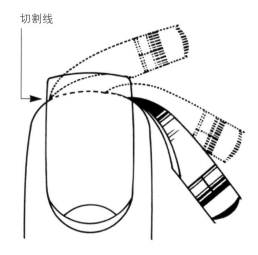

切割线

图 3.47　甲钳在修剪甲板时的正确定位（甲板游离部分和甲床黏附部分的分界线，以少量多次的原则修剪）

简单地修剪或磨掉甲皱襞的内侧和外侧甲缘不能够解决问题，会造成疼痛，还会在甲皱襞上造成一个缺口，并导致甲床变窄，因此不推荐使用（表3.2）。

表 3.2　不正确修剪或磨削甲板可能引起的甲并发症

甲板和甲皱襞并发症	不正确磨削可能造成的并发症	不正确修剪可能造成的并发症
远端游离甲缘受压撕裂	是	否
甲板过度弯曲（旋曲）	是	是
嵌甲	否	是
甲皱襞中鸡眼	是	是
甲皱襞角质化和肉芽组织形成	是	是
甲床畸形	是	是
甲床及远端游离甲缘超敏	是	是

变形生长的甲板压在变窄的甲床上，会引起患者疼痛不适。这里强烈建议使用甲板矫正术。

考虑到禁忌证，使用以下甲板矫正器恢复原始甲形已被证明是一种有效的非手术治疗选择：ORa 矫正器（第5.9节）、3TO 矫正器（第5.5节）、Fraser 矫正器（第5.3节）、BS 快速矫正器（第5.15节）、Podofix 矫正器（第5.20节）、Goldstadt 矫正器（第5.12～5.14节）、Onyclip 技术（第5.19节）、Erki 技术（第5.21节）。

在不太严重的情况下，长时间使用填塞物，如古塔胶（第7.5节）、甲沟套管（第7.7节）或 SMIG（一种柔韧的复合材料）（第7.4节）可获得满意的疗效。

患者必须了解穿着合适的鞋袜对于获得长期疗效的重要性。

预防方式
- 建议并告知家长：
  向家长展示正确的趾甲修剪技巧，以及在为孩子购买鞋类时必须考虑的事项。在学校进行相关科普，并在一个有趣的环境中激励孩子们做足部运动（根据要求提供更多的建议）
- 告知家长正确穿着鞋子的重要性
- 正确修剪趾甲
- 做足部训练，预防足部畸形

译者：张清泉

3.5 甲真菌病

（希腊语：onychomycosis。
mycosis，真菌感染）

定义

脚趾甲或手指甲的真菌感染，通常由侵入甲床的丝状真菌（皮肤癣菌）引起。

原因

免疫系统受损、微小损伤、系统性疾病、鞋具的环境潮湿、恶劣的卫生状况等都会导致病原真菌在机体表面或体内的定植。在感染之前，通常已有创伤、循环障碍、糖尿病或代谢紊乱（如血管病变）引起的细胞损伤。

DYM 系统（D、Y、M 分别为对应真菌种类的缩写）

D= 皮肤癣菌，占感染总数的 80%，主要见于皮肤和趾 / 指甲。

Y= 酵母菌（非典型念珠菌感染），占感染总数的 15%，影响黏膜。

M= 霉菌，占感染总数的 5%，影响肺部。

皮肤真菌病：皮肤真菌感染（图 3.48）。

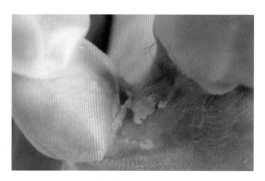

图 3.48　趾间真菌病

足癣：皮肤癣菌病。

甲真菌病：趾（指）甲真菌感染（图 3.49）。

毛滴虫病：真菌性毛发感染。

鹅口疮：黏膜真菌感染。

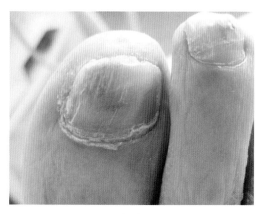

（a）

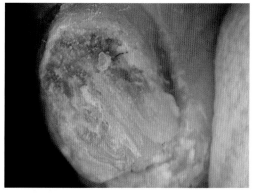

（b）

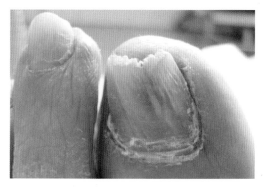

（c）

图 3.49　甲真菌病

美茵茨大学的科学家通过分析 DNA 鉴定出几百种不同类型的真菌。每立方米的空气中含有 1000 ～ 10000 个真菌孢子。据估计，世界上有不同类型的真菌孢子 150 多万种。一个人每天吸入 10000 ～ 20000 L 的空气，每呼吸一次就吸入 1 ～ 10 个真菌孢子。

外观和定植

甲真菌病的出现和定植 90% 开始于甲板的远端区域，很少在趾甲的中心或近端区域。甲母质和甲上皮的感染是相当罕见的，如果它确实发生，会显著延长治疗时间。受真菌感染的甲通常干燥和有脆性，因此，不仅要治疗真菌病，而且要应用调理产品，如螺旋藻甲液或由 Gehwol、Sixtus、Peclavus、Allpresan 等品牌的滋养趾甲油。

甲真菌病有六种不同的类型：

1.DSO（远端甲下和侧方甲真菌病）

DSO 是（图 3.50、图 3.51）是最常发生的感染类型。病原菌首先定植于甲下皮和外侧甲床沟的远端，并向近端扩散到甲上皮和甲床。软角蛋白的形成和远端甲板小间隙的形成促进了微生物的继发感染，从而使甲下组织产生亚急性皮炎和角化过度。甲板异常厚，颜色从浅黄到浅褐色，趾甲不再透明。感染的进展会导致甲分离。甲分离是甲板与甲床从远端或侧方甲缘向近端的分离。

DSO 主要见于红色毛癣菌和其他皮肤癣菌感染，也见于真菌和其他不典型念珠菌感染。这些菌株通常伴随出现。

从治疗的角度来看，重要的是鉴别甲板感染的程度。

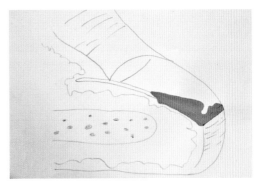

（a）

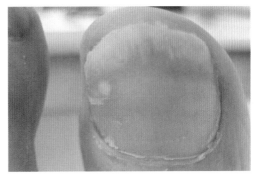

（b）

图 3.50　远端甲下甲真菌病

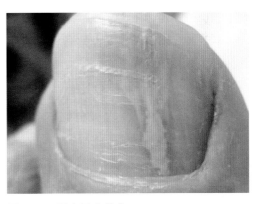

图 3.51　侧方甲真菌病

- 阶段 1：甲板的 30% 以下。
- 阶段 2：甲板的 30% ～ 60%。
- 阶段 3：甲板的 60% 以上。

霉菌总是从远端开始向近端扩散（图 3.52），由镰刀菌属、短柄帚霉和曲霉属触发。镰刀菌和短柄帚霉所致甲感染使甲板呈现白黄色至琥珀色，而曲霉属类型导致趾甲出现黑色或绿色的色变。

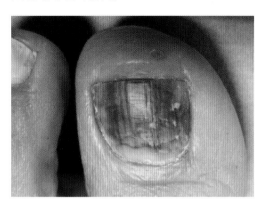

图 3.52　霉菌感染

2.PSO（近端甲下甲真菌病）

PSO 是一种罕见的感染类型，真菌在角质层区域定植（图 3.53）。角质层的损伤有利于真菌的穿透，真菌从甲上皮扩散到甲母质，从而穿透甲板。一旦病原体在甲母质中进一步向远端扩散，整个甲板都已被感染。

慢性刺激促进甲下角化过度，导致甲皱襞近端变得异常厚。其过程为先在甲半月区出现一个小白斑，然后甲皱襞增厚，破坏角质层。甲会出现白色或黄色的色变并失去透明度。红色毛癣菌在这类感染中起关键作用。

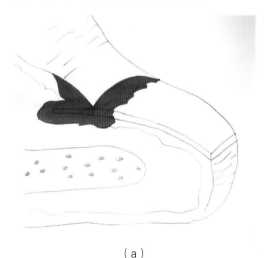

（a）

图 3.53　近端甲下甲真菌病

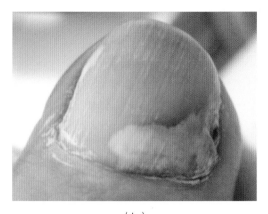

（b）

续图 3.53

3.TDO（全甲营养不良性甲真菌病）

TDO 分为原发型和次生型，两者均可引起甲板的完全感染，并伴有营养不良和甲分离（图 3.54）。

原发型是指慢性皮肤念珠菌病，这是一种先天性免疫缺陷，可引发黏膜、皮肤和甲的白色念珠菌终生感染。

近端甲皱襞变得很厚，甲母质和甲床的界限不再可分辨。甲母质和甲床的炎症反应损害了正常甲结构的发育。

次生型是前面提到的感染的最后阶段，感染已经扩散到整个甲板，造成完全的营养不良。

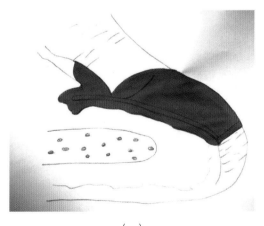

（a）

图 3.54　全甲营养不良性甲真菌病

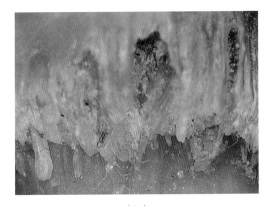

（b）

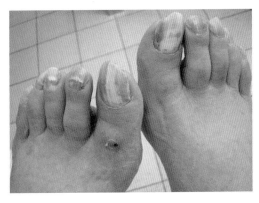

（e）

续图 3.54

4.WSO（白色浅表甲真菌病）

WSO 的特征是大量真菌渗透到甲板表面部分，因此只有上层受到影响（图 3.55～3.57）。通常伴有皮肤真菌病。脚趾之间的挤压和重叠是常见的原因。多个白斑共同生长，覆盖大部分的甲。病变的甲呈白色或淡黄色；甲表面变得粗糙、软、脆。

在大多数情况下，甲上厚的白色斑点是由须毛癣菌感染引起的，但几种霉菌（如枝顶孢属、曲霉属、镰刀菌属等）感染也有这种外观。

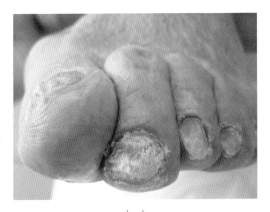

（c）

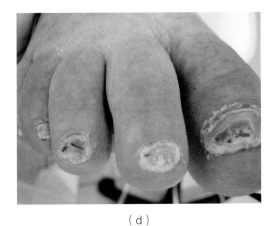

（d）

续图 3.54

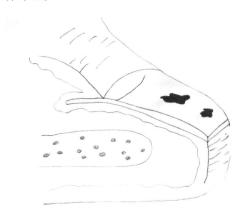

图 3.55　白色浅表甲真菌病

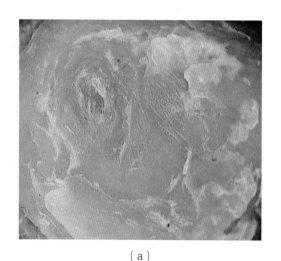

（a）

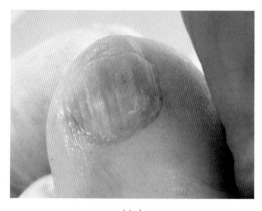

（b）

续图 3.57

5.CO（念珠菌性甲真菌病、念珠菌性甲沟炎伴甲变形）

念珠菌性甲沟炎常先于甲沟炎发生，其特征是继发性病原体侵入甲板（图3.58）。

真菌感染可影响甲的远端甲下、远端侧方和近端甲下区。近端甲下区的感染可引起角质层损伤，从而出现平行于侧方甲皱襞的黄褐色条纹。常见的病原体是白色念珠菌。

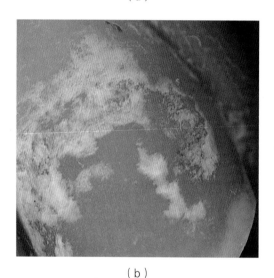

（b）

图 3.56　治疗前

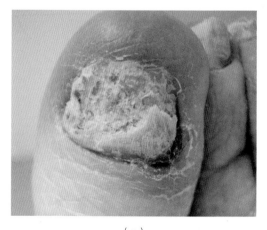

（a）

图 3.58　念珠菌性甲真菌病

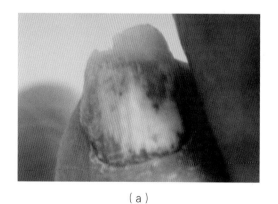

（a）

图 3.57　磨去厚的白色层后

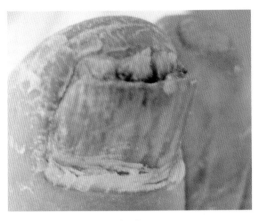

（b）

续图 3.58

念珠菌性甲真菌病可伴发慢性皮肤黏膜念珠菌病或慢性复发性甲沟炎。免疫系统严重受损的患者（如艾滋病患者）尤其易发生真菌感染。

6.EO（甲内型甲真菌病）

甲内型甲真菌病的甲板表面感染与WSO 相似（图 3.59）。然而，病原体可以深入甲板，破坏角蛋白层。典型的病原菌是苏丹毛癣菌和紫色毛癣菌。

发病机制

包括人传人（经孢子）和动物传人。

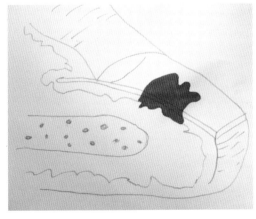

（a）

图 3.59　甲内型甲真菌病

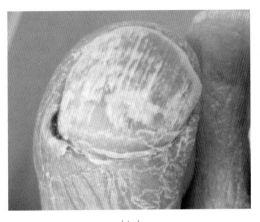

（b）

续图 3.59

真菌菌丝和菌丝体部分是被动传播的（例如，随土壤移动、被吸入或食用、在植物种子表面或植物种子中及在果酱勺子上被携带）。菌丝对干燥、营养物质缺乏、热和冷（压力诱导）的环境较敏感，上述环境可以限制菌丝潜在的传播力。换言之，真菌喜欢潮湿、不通风的环境。

孢子可通过繁殖性孢子（减数分裂孢子）和无性孢子（有丝分裂孢子、分生孢子）显著增加真菌的传播潜力。此外，它们可以被风吹散，并能在不利的环境中生存。

孢子包被厚的细胞壁，有颜色，有黏性且干燥（无生物活性）。1989 年的一项研究表明，将皮肤癣菌保存在石蜡油中，红色毛癣菌可存活 142 个月，而须毛癣菌可存活 74 个月。霉菌、短柄帚霉在 137 个月后仍可培养出。

潜在污染原因

桑拿浴室、公共游泳池和淋浴间是真菌的滋生地，赤脚行走、足部卫生差、多汗症、超重、骨性错位和穿不合脚的鞋等也是引起甲真菌病的重要原因。不适当的鞋具和某些袜子是导致热量积聚、皮肤湿度过高和足部有害微生物群落生存的主要原因。合并循环系统疾病的糖尿病患者和 PAOD（外周动脉闭塞性疾病）患者由于免疫系统受损而易受感染。

针对袜子或袜子类织物对人类致病性真菌的生长行为的影响的研究表明，袜子纤维可以促进或抑制真菌的生长。含有高比例氨纶的锦纶袜子和丝绸织物明显促进须毛癣菌、皮肤癣菌的生长。

甲真菌病不同阶段的表现
- 甲表面暗淡无光（图 3.60）
- 甲床变色（图 3.61～3.63）
- 甲下逐渐形成角质，使趾甲脱离甲床（图 3.64）
- 甲变脆并出现小裂纹（图 3.65）
- 甲板完全破坏（图 3.66）

鉴别诊断

甲真菌病常易与随之而来的甲疾病混淆。因此，必须由医生进行医学鉴别：
- 银屑病甲
- 喙状甲
- 药物性甲营养不良
- 湿疹甲（神经性皮炎）
- 甲沟炎

并发症
- 甲脱落（脱甲病）
- 甲床永久性损伤及异物和微生物的渗透
- 细菌通常不能穿透健康的皮肤层，然而真菌感染使它们能够侵入皮肤，进一步造成感染和恶化
- 关键细菌（潮湿环境细菌）如铜绿假单胞菌或奇异变形杆菌引起革兰阴性菌感染

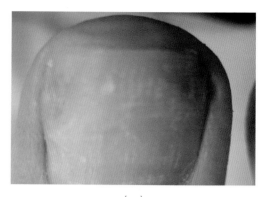

（a）

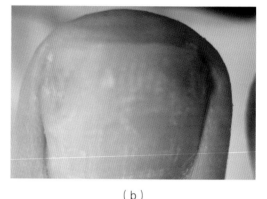

（b）

图 3.60　甲真菌病

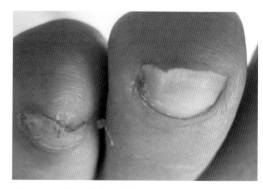

图 3.61　甲真菌病表现为趾甲的黄色样变

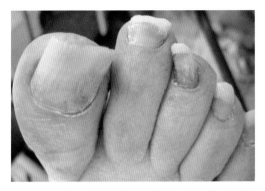

图 3.62 由甲真菌病伴甲松解症引起的趾甲黄色样变

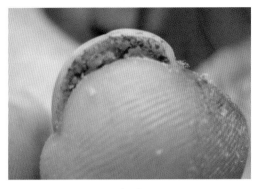

（b）

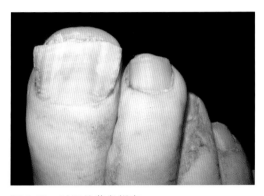

图 3.63 趾甲的黄色样变

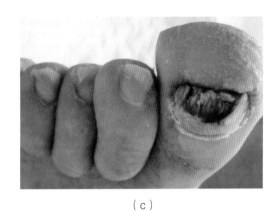

（c）

续图 3.64

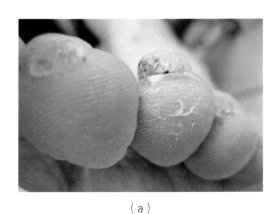

（a）

图 3.64 真菌引起甲板下角质形成而导致甲分离

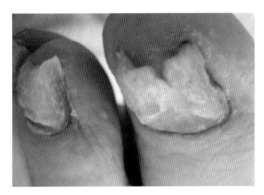

图 3.65 趾甲变得易碎并出现裂纹

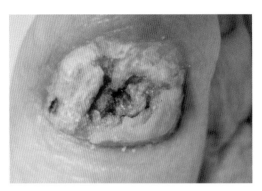

图 3.66　甲板完全破坏

肤?
- 应用的处理措施是否杀伤了真菌? 治疗应该继续、加强还是减缓?

根据患者的病史、感染程度及检查结果,选择适合的治疗方案。

治疗

> 与医生合作是至关重要的!

治疗原则是扰乱真菌感染周期(图3.67)。

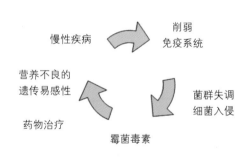

图 3.67　真菌感染周期

准确的真菌分析必须由专家进行,专家必须回答以下问题:
- 感染真菌的种类是什么?
- 是污染还是真的感染?
- 容易治疗还是难治疗? 需要更多有关菌丝、孢子、新陈代谢的信息
- 是否存在细菌感染?
- 应用的抗真菌药物是否穿透了甲或皮

足科医生正确诊断和治疗甲和足部真菌病的 10 个须知
——医学博士、教育学硕士、皮肤科医生、真菌细胞学诊断专家皮埃尔·福斯医生

1. 所有甲真菌病患者都有足部真菌病。抗真菌治疗范围必须包括整个足部，而不仅仅针对甲。

2. 甲和足部真菌容易扩散到其他皮肤表面，就像在先前感染真菌的小腿部位常可以见到足部感染单位。因此，在甲部和足部发生严重真菌感染的情况下，可用广谱抗真菌软膏预防性地保护小腿。

3. 必须向患者解释，甲和足部真菌病很容易传播到其他皮肤区域，如腹股沟区、腋部、头皮、大腿等，特别是当患者的免疫系统受损时。

4. 糖尿病患者更需要注意甲真菌病，因为他们有很高风险发展为糖尿病足。

5. 治疗严重的甲真菌病一般需要一整年的时间。

6. 系统地打磨处理感染的甲区域，同时保护甲皱襞，并对未感染的甲板区域进行适当的治疗，这对于抗真菌的后续治疗是有帮助的。

7. 甲和足部真菌病最不可靠的鉴别与分类方法是培养法。一种更可靠的方法是对身体组织进行细胞学或组织学检查，利用特殊的染料，即使是最小的菌落在其生长阶段也可以看到。目前，PCR 分析或免疫印迹可以确保真菌样品基因组分析的准确性。

8. 即使是十分严重的甲真菌病，也有 70% ~ 80% 的病例是可以治愈的，或者通过定期口服耐受性良好的药物而得到显著改善。

9. 真菌性足部感染容易被误认为是常见的皮肤病，如银屑病、湿疹、神经性皮炎、先天性角化障碍等，并可使病症显著加重。因此，进行彻底的真菌学诊断对足部皮肤病是至关重要的。

10. 用于诊断的样本通常取自甲部的近端和皮肤的深部。由于真菌往往遍布足底的整个表面，所以取样时一定要轻刮脚底表面！

正确取样

皮肤和甲取样必须正确，以确保检验结果的准确。如果样本取错了，最精确的检验方法也会变得毫无用处。一般遵循下列原则:

· 从甲深处的主要的真菌存活区域处提取样本。

· 由于足底的真菌遍布整个表面，所以轻轻地刮擦表面可以获得准确的样本。如果出现过度角化，必须从角质层内部深处取样。

在开始任何真菌病治疗之前，患者必须了解以下情况:

- 真菌病的类型（由医生诊断）
- 传染风险
- 治疗过程
- 治疗持续时间
- 需要患者持续的配合

一种非常成功的治疗真菌性甲病（图3.68）的方法

在每次治疗前，对甲板进行消毒，并用无菌巾覆盖周围区域（图3.69、图3.70）。

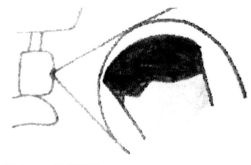

图 3.70　甲板消毒

用磨削工具去除真菌感染的病甲上可见的斑点和条纹（图 3.71 ～ 3.73）。

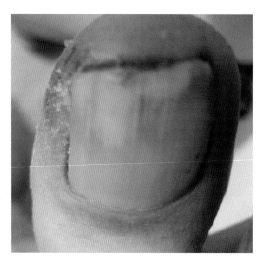

图 3.68　真菌性甲病

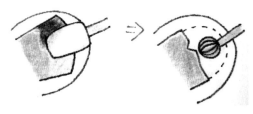

图 3.71　磨削病甲

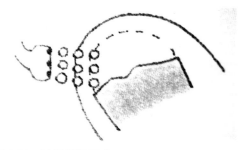

图 3.72　冲洗清洁甲床

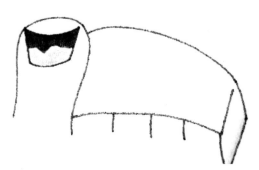

图 3.69　无菌巾覆盖周围区域

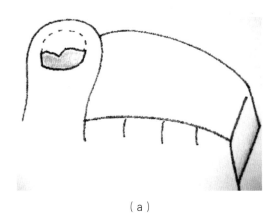

（a）

图 3.73　去除病甲

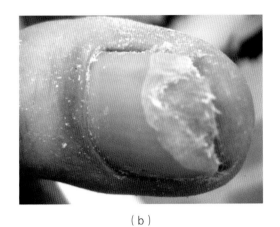

（b）

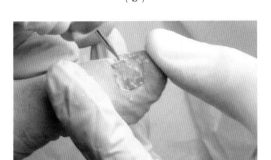

（c）

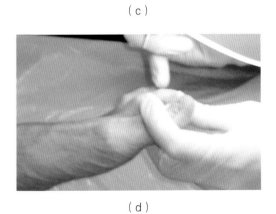

（d）

续图 3.73

　　用 3% 双氧水溶液冲洗趾甲（图 3.74
～ 3.77），使用一次性注射器配上针头冲洗，
以确保彻底冲洗。

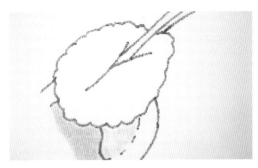

图 3.74　清洁甲

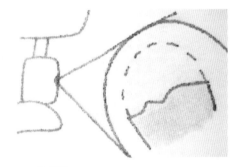

图 3.75　消毒甲

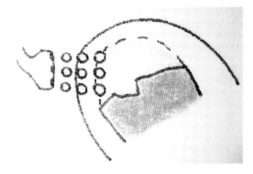

图 3.76　用 3% 双氧水溶液冲洗

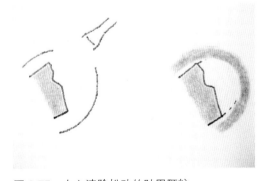

图 3.77　小心清除松动的趾甲颗粒

常应用40%尿素软膏封包敷料（图3.78～3.82）。

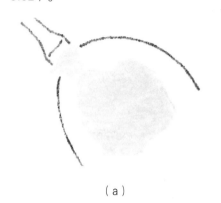

（a）

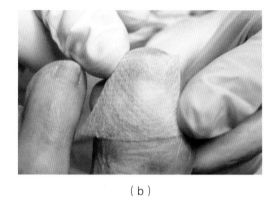

（b）

续图3.79

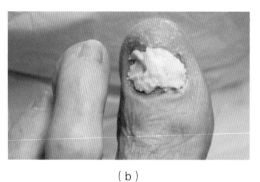

（b）

图3.78　在甲上涂抹40%尿素软膏

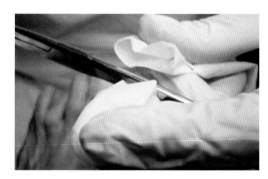

图3.80　将手套尖端剪成两半

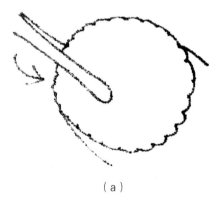

（a）

图3.79　用Copoline或纱布敷在甲上

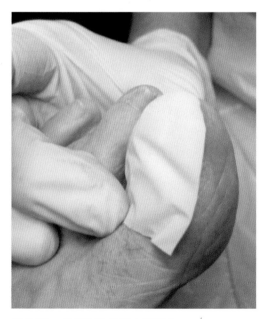

图3.81　将手套片放置在敷料上

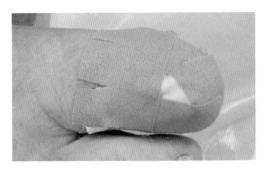

图 3.82　使用医用胶带固定

制作封包敷料：准备一次性手套、剪刀、抹刀、40% 尿素软膏（在药房准备）、纱布和 Leukoplast（Leukosilk 或类似的抗过敏绷带，用于过敏患者）。把手套的尖端剪成两半，只覆盖甲，而不是整个脚趾。剪裁纱布，并按压使之与甲形状相吻合。用抹刀将 40% 尿素软膏涂抹在整个甲区域，用纱布敷压，用半个手套头盖住，再用 Leukoplast 品牌的白色胶带或类似的绷带包扎。患者必须确保敷料在治疗期间不会湿透。2 天后安排复查，使用趾甲钳、双头钩（或其他双头工具）、小磨钻清除所有松动的甲碎屑，然后用 3% 双氧水溶液（图 3.76）或 Octenisept 品牌的广谱抗菌剂彻底冲洗。

如果仍有真菌病的迹象，重复上述处理，直到所有感染真菌的甲碎屑可以无痛地去除。后续护理包括应用抗真菌剂，如 Spirularin 甲精华，由患者每日应用 1～2 次。为了保护甲床，患者必须戴上脚趾绷带。

替代方法

去除受真菌感染的甲的患者可选择 Remmele 系列产品（特别适用于老年患者）。

用蜂胶喷雾清洁趾甲，并涂上蜂胶溶液，可以软化甚至松解坚硬的角质，使受感染的甲碎屑能够被迅速有效地去除（图 3.83、图 3.84）。

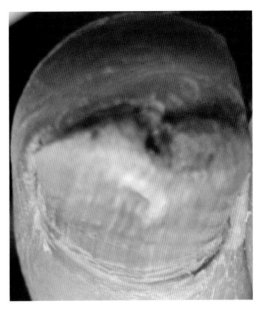

图 3.83　TDO

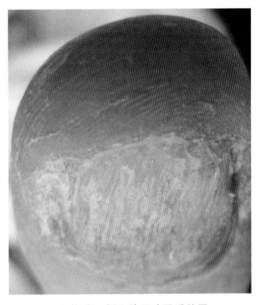

图 3.84　用蜂胶无创去除甲碎屑后的甲

受感染的甲碎屑很容易在 3 分钟内被去除，使用蜂胶溶液可降低真菌感染的风险。

用蜂胶溶液密封趾甲（图 3.85），再进行其他治疗。蜂胶溶液具有使皮肤保持弹性、防水和使皮肤保持呼吸的作用。

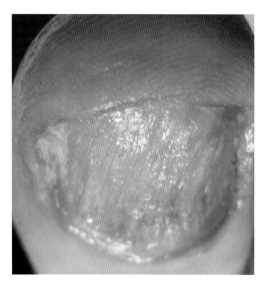

图 3.85　用蜂胶密封趾甲

去除受感染的甲碎屑可以提高患者使用药物的效果。鼓励患者接受推荐的后续护理操作，可确保成功的治疗结果。

甲真菌病的其他治疗方案

用一个玫瑰形钻头打磨出一条可见的线，将趾甲的健康部分与真菌病变部分分开，并将抗真菌治疗聚焦在趾甲的感染部分（图 3.86、图 3.87）。

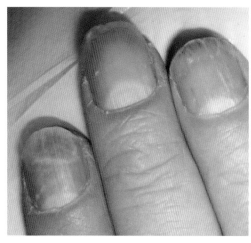

（a）

图 3.86　DSO

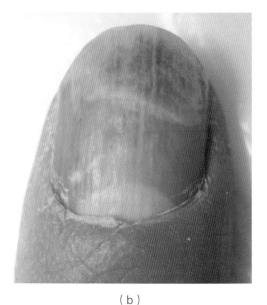

（b）

续图 3.86

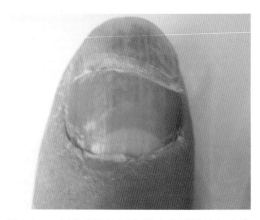

图 3.87　在受感染的甲上用玫瑰形钻头打磨出线

这种方法可提供一条直观的指示线，以确定真菌病是否已扩散或是否已得到控制。患者必须继续治疗以确保结果满意。

如果患者拒绝磨掉感染的趾甲部分，那么可用玫瑰形钻头在甲上钻小孔；重要的是，沿着健康甲和感染甲之间过渡线的孔洞要密集，这样才能保证抗真菌药物最有效。患者的配合对于防止真菌病的进一步传播很重要。

一种新的治疗方案是 PACT®（一种医学治疗方法的商标）甲真菌疗法，这是一种光动力抗微生物疗法（www.hahnmedicalsystems.com）。这种革命性的治疗方法利用光与感光剂的相互作用，可有效地杀死皮肤表面和趾甲上的微生物（如细菌和真菌）。在治疗过程中，一种特殊的无毒染料（吩噻嗪）被 6300 nm 波长的光选择性刺激，形成单线态氧而不伤害皮肤。

由于光强、波长和光处理时间必须与染料凝胶相匹配才能有效发挥作用，因此采用自行研制的 PACT®MED 装置进行刺激。

从磨掉甲的真菌感染部分开始（图3.88）。如果患者不同意，表面粗糙化也是有效的。在受影响的甲上大量涂抹 PACT®甲真菌凝胶，使凝胶覆盖整个甲板，并使其作用约 10 分钟（图 3.89），然后用 PACT®MED 光处理 9.5 分钟（图 3.90）。

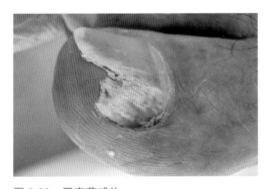

图 3.88　甲真菌感染

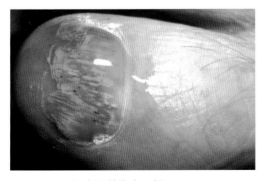

图 3.89　用凝胶覆盖整个甲板

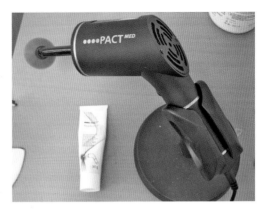

图 3.90　PACT® MED 光处理

重复治疗两次，间隔 1～2 天。严重感染时，每日使用 2 次，连用数日。

治疗结束

由于受影响的甲必须等待大约 3 个月后长出，因此只能在较长的时间内评估其有效性。如果甲受影响的部分未能长出，并向甲皱襞扩散，则应重复涂抹，必要时延长涂抹时间。

建议每 6 个月重复应用 PACT® 甲真菌疗法一次，每次持续 9.5 分钟，作为预防措施。

在第一次治疗后，患者必须涂上抗真菌软膏（如含有螺旋藻活性成分的软膏），以促进愈合，直到健康的甲重新长出。对于甲生长速度较慢的人来说，这可能需要几年的时间。

卫生说明

遵循卫生准则是至关重要的。使用消毒剂可以适当地保护操作者和患者（免受传染）。一定要戴手套、面罩（最好是带过滤器的面罩）和穿一次性围裙或工作服。

感染了霉菌的甲必须去除，因为这种真菌感染的复发率很高（图 3.91）。由于霉菌孢子可以进入肺部，因此它具有很强的传染性和危险性。

只有在甲被去除后，抗真菌治疗才会有效。克霉唑、伊曲康唑、氟康唑、联苯苄唑等大多数 OTC 药物含有抗真菌的氮杂茂。

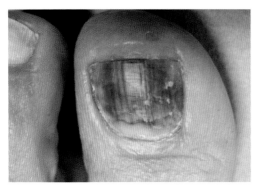

图 3.91　感染了霉菌的甲

螺旋藻甲精华、螺旋藻甲素和鸡冠花甲素的主要成分是几丁质酶，它来源于螺旋藻（一种蓝藻）。这种酶能够破坏真菌和孢子的几丁质并杀死它们，其效果已被证明。

- Spirularin（商标名称）甲精华：每日2次，每次一小滴，涂抹于所有趾甲及周围皮肤
- Peclavus Spirularin（皮肤护理品牌）洗液：每日2次，每次一小滴，涂抹在所有趾甲及周围皮肤上。不要使用油性乳霜或趾甲油
- 蜂胶液：每日涂抹2～3次
- Gehwol med（品牌名称）足部护甲笔：每日2次
- Peclavus AntiMyx（品牌名称）：每日涂抹2～3次，让其完全吸收
- Allpresan（品牌名称）甲酊：每日喷洒趾甲2次
- Arendt（品牌名称）甲酊 A6：每日涂抹2次
- Sixtus（品牌名称）美甲护甲液或护甲霜：每日涂抹2次
- Mycored（品牌名称）喷雾剂（注意：

会刺激喉咙！）、吸液瓶式 Mycored Forte（品牌名称）乳霜：每日涂抹2次
- Camillen Fudes（品牌名称）溶液
- Yavatop（品牌名称）溶液：每日涂抹2次
- Prontoman（品牌名称）凝胶：每日涂抹2次
- 茶树油：早晚涂抹（注意：可能引起过敏反应！）
- Zalain（品牌名称）甲贴片：剪开贴片，覆盖整个趾甲，每周更换1次

下列具有抗真菌作用的物质可作为医疗用品，它们可消灭真菌或抑制真菌的生长。
- 烯丙胺：萘替芬和特比萘芬，具有抗皮肤和趾甲真菌的作用，局部应用
- 唑类：联苯苄唑、克霉唑、益康唑、异康唑、氟康唑、伊曲康唑
- 羟基吡啶酮衍生物：氯吡酮和八氯吡酮，以趾甲油、洗剂和溶液的形式，在局部应用
- 吗啉衍生物：阿莫罗芬，以趾甲油的形式，在局部应用

预防
改善皮肤状况很重要，如消除多汗症（汗脚）。
- Peclavus（品牌名称）银浴：通过有机硅和锌（例如，ocean pharma 的 Hair & Nails）促进趾甲生长。
- 自来水离子导入疗法
- 盐水足浴：将两茶匙食盐或死海盐（最好是死海盐）溶于一杯水中，倒入塑料桶或浴缸内足浴；每日1～2次
- 苹果酒醋：对治疗真菌病有效且能对抗多汗症
- 将30 g 鼠尾草和30 g 龙牙草（药房有售）倒入两杯白葡萄酒中煮20分钟；放凉，

将脚浸入这种汤剂中几次

具有抗真菌作用的草药:

- 大蒜(学名: *Alliumsativum*)
- 生姜(学名: *Zingiberofficinale*)
- 甘草根(学名: *Glycyrrhizaglabra*)
- 甜蜜香桃木(白千层属灌木,不同种属)
- 黄金菊油
- 紫锥菊(不同种属)
- 白毛茛(白毛茛科植物)
- 柠檬草油
- 牛至油
- 肉桂
- 抗真菌茶(混合物):茴香、薄荷、肉桂、橙、黑加仑子、鼠尾草、百里香、留兰香
- 萝、龙蒿、罗勒、红三叶草、柠檬
- 藏红花根

为了修复皮肤的酸性保护层,具抗真菌作用的皮肤洗液已经被证明非常有效(如 Spirularin 凝胶、Spirularin 摩丝、Peclavus 足霜、茶树油、Peclavus 敏感洗液、Silver 足霜、Remmele 蜂胶油、Allpresan 抗真菌足疗摩丝、Gehwol 绿色足部护理产品、Akiléine 抗蒸腾乳霜、Sixtus 足油、Peclavus 敏感足霜、可改善湿疹的足跟皲裂膏、含克霉唑的 Pedibaehr 乳霜摩丝)。

改善血液循环,促进细胞生长与增强免疫功能同样重要。均衡饮食、避免穿着不合适的鞋具而引起创伤、穿干净的袜子、经常更换拖鞋和浴垫、即使在浴池中也要穿浴室凉鞋、洗对比浴(译者注:热水与冰水交替洗浴的物理疗法)、蒸桑拿、减少糖的摄入、进行适当的足部护理、脚趾之间保持干燥、在脚趾之间放置羊毛、做足部运动以及使用抗微生物的肉桂油和桂树皮,对防治真菌病和促进愈合同样重要。

病例

一位 73 岁的患者,心功能不全,小腿重度水肿,患上近端甲下甲真菌病(PSO)。将被感染的趾甲去除后,每日涂抹 CuraMar(品牌名称)洗液 2 次。4 周后,感染得到控制,10 个月后,一个健康的趾甲长出来了。结论:真菌感染可以通过坚持的治疗而得到治愈(图 3.92 ~ 3.97)。

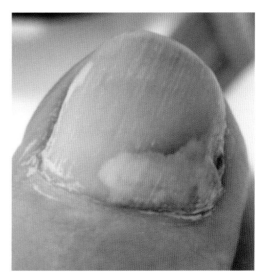

图 3.92 PSO

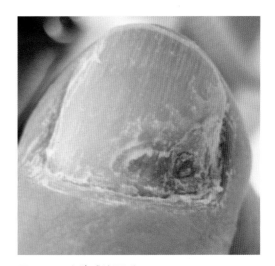

图 3.93 去除感染甲后

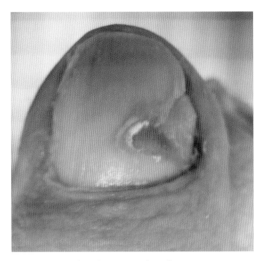

图 3.94　近端生长的趾甲未再出现 PSO

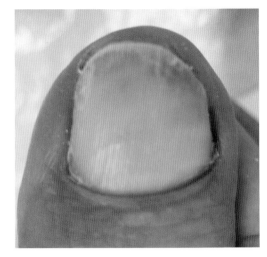

图 3.96　趾甲真菌去除

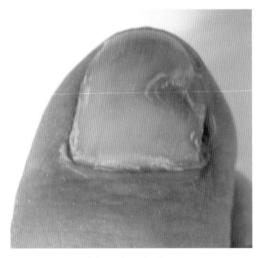

图 3.95　趾甲生长后未再出现 PSO

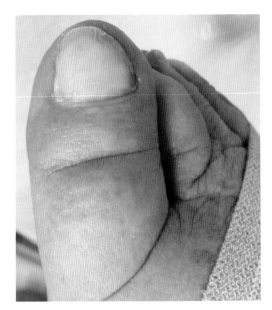

图 3.97　趾甲生长正常

患者调查表

您的足部和趾甲有真菌感染风险么?

您注意到了过去四周您足部皮肤上的变化吗?

☐ 有   ☐ 没有

您脚趾之间的区域痒吗?

☐ 有   ☐ 没有

您是否感到（发现）脚的某些部位有灼热感和（或）皮肤是红色的?

☐ 有   ☐ 没有

您注意到了一个或多个甲的颜色改变吗?

☐ 有   ☐ 没有

您注意到您的甲上的小斑点了吗?

☐ 有   ☐ 没有

您在公共泳池使用消毒喷雾剂吗?

☐ 有   ☐ 没有

您在公共游泳池或桑拿浴室穿浴室拖鞋吗?

☐ 有   ☐ 没有

您经常住酒店吗（一年超过十次）?

☐ 有   ☐ 没有

洗澡后，您会擦干脚趾之间的区域吗?

☐ 有   ☐ 没有

是否有家庭成员患甲或足部的真菌感染?

☐ 有   ☐ 没有

我们将很乐意协助您填写这份问卷，并回答您所有关于足部健康的问题。

给患者的信息

甲真菌病
通常诊断得太晚而且分布广泛

甲真菌病被认为是真菌感染中"披着羊皮的狼"。脚趾和手指的甲的颜色无害变化往往是最顽固的皮肤真菌感染的第一个征兆。大多数人误解了最初的症状,认为这是穿着不合适的鞋或涂抹刺激性趾甲油造成的小损伤。这种错误的观念会产生严重的后果:感染扩散会破坏甲,以致患者失去甲。

不仅仅是美观缺陷

甲真菌病具有高度传染性和刺激性。甲板不仅能保护敏感的脚趾或手指尖部,还能起到防止真菌传播的作用。一旦病原体在甲区域定植,深入彻底的治疗是消灭它们的唯一选择。

许多真菌(如丝状真菌、酵母和霉菌)引发甲的感染,这些真菌也会导致足部和皮肤感染;由于足部真菌治疗不当,趾甲的感染率是指甲的 4 倍。

因为甲真菌病早期通常不出现疼痛,所以许多人并不知道他们存在真菌感染。最初的迹象被认为是轻微的无害损伤,并且未经治疗,使得真菌破坏了甲的更大部分。

五分之一的人受到甲真菌病的影响

在西方工业社会,有 17% 的成年人(大约一千万人)患甲真菌病。在某些人群中,这一比例要高得多。在老年人和糖尿病患者中常见的循环障碍增加了足部和甲发生真菌感染的风险。

以下人员在处理趾甲健康问题时必须特别谨慎:

- 50 岁以上者
- 甲真菌病患者
- 糖尿病患者
- 手和足存在循环障碍的人
- 足部承受过度机械力的运动员

我们很乐意就您关于足病和足部健康的问题提供咨询。

译者:陆萌

3.6 银屑病甲

（拉丁语：psoriasis nails）

定义

银屑病引起的甲改变（图 3.98～3.100）。

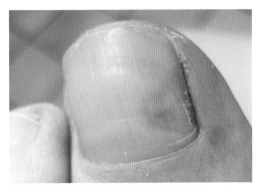

（a）

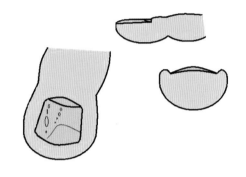

（b）

图 3.100 甲油滴征示意图

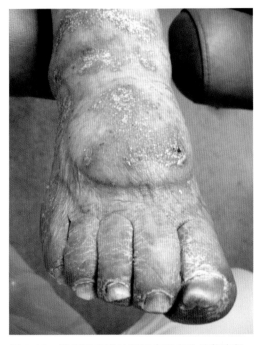

图 3.98 伴银屑病甲的银屑病患者的足部皮损

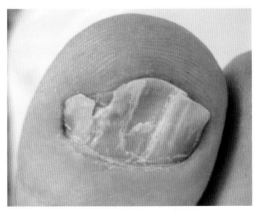

图 3.99 银屑病甲伴甲真菌病、脆甲症、甲层裂和甲分离

外观

- 甲凹点（甲表面有针头大小的浅表性凹痕）
- 甲分离（多位于甲板中心），边缘淡黄（油斑）
- 甲板不规则增厚，甲背侧疏松脱屑
- 甲白斑
- 甲碎屑化
- 甲半月分离
- 甲板曲率增大或减小
- 甲卷曲
- 甲下角化过度

原因

银屑病是一种系统性疾病。

发病机制

银屑病是一种免疫性炎症性皮肤病，在遗传背景下，常由某些危险因素引起。患处皮肤发红，有时伴瘙痒，被覆银色或白色鳞屑，常好发于身体某些部位，如肘部、膝部、下背部和头皮，可以影响单个趾（指）甲或所有趾（指）甲。

鉴别诊断

- 甲真菌病
- 厚甲症

并发症

- 甲板损伤（由不正确处理导致）
- 鸡眼（由压力和摩擦引起）
- 全甲毁损
- 甲板感染（继发感染）
- 微脓肿

治疗

仔细打磨趾甲表面，防止易碎裂的甲刺挂住衣服。必要时，可制作义甲。务必治疗甲真菌感染。口服锌和有机硅制剂（竹子、马尾草中含量较高，可以增强趾甲韧性）。

预防

- 避免其他刺激
- 专业足部护理
- 预防真菌感染
- Peclavus 甲沟填充物填充
- 海盐足浴（在足浴水中加入 1 汤匙盐）

译者：张英博

3.7 匙状甲

（希腊语：koilos，凹的）

定义

又称凹甲。甲板异常变薄，失去球形凸起，形成凹状（水滴试验），质地变脆，容易碎裂或折断（图 3.101、图 3.102）。

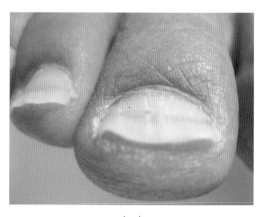

（a）

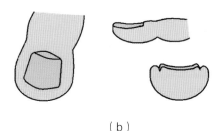

（b）

图 3.101 匙状甲

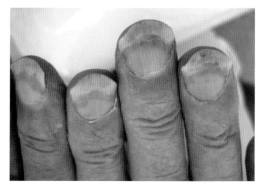

图 3.102 银屑病甲伴匙状甲

外观

甲板逐渐变平，形成凹状。甲板表面形如打磨过。缺铁导致甲板变薄变软。

原因

- 慢性缺铁
- 循环障碍（雷诺病）
- 维生素缺乏（如维生素 B_2 和维生素 C）。
- 创伤
- 遗传因素
- 贫血
- 不正确的甲板矫正术
- 糖尿病
- 银屑病

治疗

幼儿匙状甲通常只是暂时的。成人匙状甲随着铁剂或维生素缺乏的改善，血糖水平维持正常，甲板通常会自行恢复正常。

定期修剪甲游离缘和确保甲矫正器的力度和位置也能取得较好的疗效。

预防

- 保证甲营养
- 促进血液循环

译者：张英博

3.8 白甲

（希腊语：leukonychia。leukos，白色）

定义

甲板呈白色改变（图 3.103）。

- 全（整个甲板）白甲
- 点状或条纹状（小点或条纹）白甲

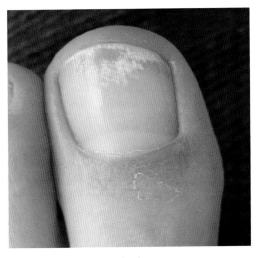

（a）

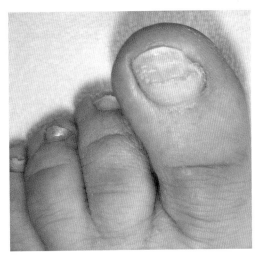

（b）

图 3.103 白甲

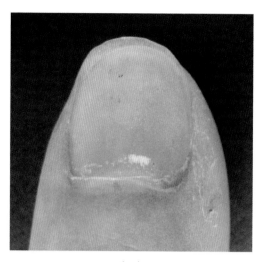

（c）

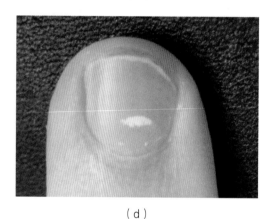

（d）

续图 3.103

质地变脆、易裂。

鉴别诊断
甲真菌病、甲分离和甲层裂。

治疗
- 不需要治疗
- 由于趾甲的其他部位是健康的，所以不需要治疗
- 定期修剪趾甲边缘
- 使用义甲

译者：张英博

原因
- 轻微创伤
- 受损的角质层导致的光衍射
- 甲组织中的小水疱
- 遗传因素
- 甲板松动
- 接触高浓度盐分后的中毒症状
- 修剪不当

外观
趾甲的白色改变向远端边缘扩散，甲板

3.9　甲肥厚

（希腊语：onychauxis。onyx，趾甲、爪；auxis，生长）

定义

趾甲增厚，无畸形改变（图 3.104 ～ 3.107）。

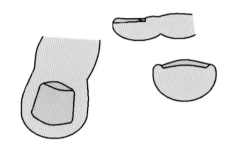

图 3.104　趾甲增厚

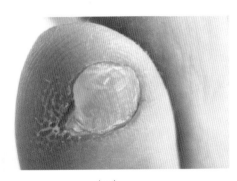

（a）

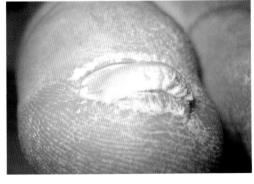

（b）

图 3.105　甲肥厚伴初发甲真菌病

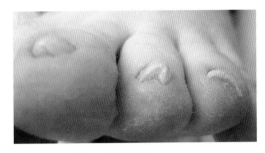

图 3.106　甲肥厚伴甲弯曲

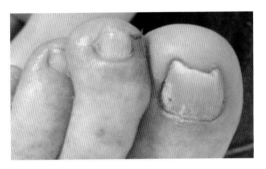

图 3.107　甲肥厚伴嵌甲

原因

这种情况在老年人中更常见，这是因为其足部血液循环不良，导致趾甲生长减慢。

鉴别诊断

甲下角化过度。

并发症

甲真菌病。

治疗

只有当甲板变厚导致穿鞋不适时，才建议锉平或打磨甲板，但是这会使趾甲变薄，易感染病原微生物，并且因为损伤了甲板，可能导致趾甲卷曲甚至嵌甲。

预防

加强足部运动，改善血液循环。

译者：张英博

57

3.10 喙状甲

（希腊语：onychogryposis。grypos，弯曲）

定义

甲板像爪子或羊角样向上生长，或呈鸟喙状，几乎完全脱离甲床。常由趾甲外伤引起。甲板下端是厚的角状物和死亡的上皮细胞。趾甲常呈黄色或褐色（图3.108）。

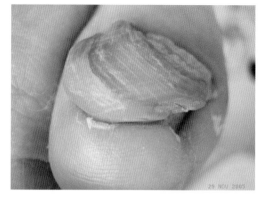

（c）

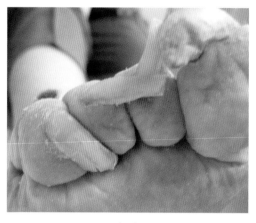

（a）

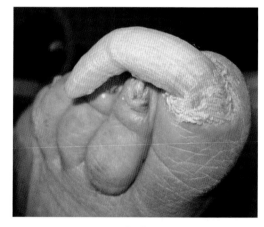

（d）

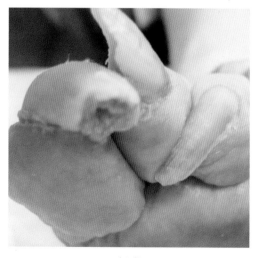

（b）

图3.108 喙状甲

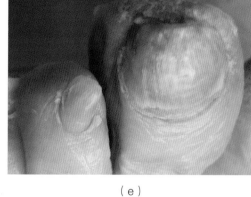

（e）

续图3.108

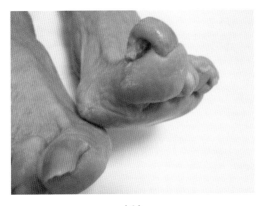

（f）

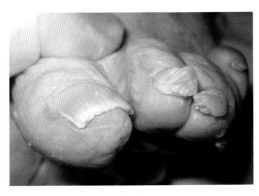

（g）

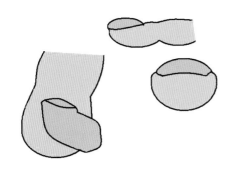

（h）

续图 3.108

流行病学

多发于老年人，因趾甲的血液供应量随年龄增长而减少所致。在体羸弱的老年独居者中往往因不能自己修剪趾甲所致。在年轻

患者中仅见于创伤后甲板畸形生长。

原因

外伤合并血运障碍、神经损伤可引起本病。家族性发病少见。

发病机制

厚而弯曲的趾甲向上生长（图 3.109），且常与甲床分离。

鉴别诊断

甲肥厚。

并发症

甲真菌病、甲床细菌感染。

治疗

使用裂隙切割器或金刚石圆盘，通过切割趾甲的两侧来确定新的趾甲边缘。然后用趾甲钳剪掉趾甲的剩余部分。剪短趾甲，使它不再突出而超过脚趾尖。可以用一种角质溶解剂（如 Protoman 喷雾剂）软化趾甲后，去除趾甲的过度角化部。还可以使用硬质合金铣头、粗金刚石磨头或砂纸磨头来减少趾甲厚度。但要小心趾甲因感染霉菌而易被折断。因此，建议采取预防措施，并由皮肤科医生进行评估。如果没有甲真菌病，可以使用义甲材料来保护甲床。否则，须先治疗甲真菌病（图 3.110 ~ 3.117）。

预防措施

• 用硬质合金铣头将甲板切割并打磨至正常厚度，将较厚的部分切薄

• 使用以下产品之一预防真菌病：螺旋藻素趾甲精华、Peclavus 螺旋藻素、抗霉菌保护笔、Peclavus 护脚酊、海盐（足浴）、Peclavus 银离子喷雾和趾甲油

- 加强足部运动，改善血液循环

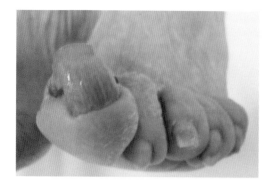

图 3.109　治疗前甲勾状变形

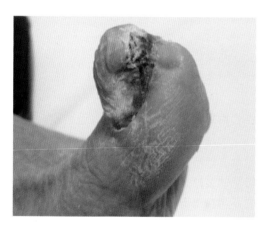

（a）

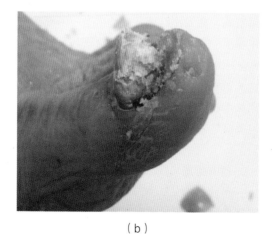

（b）

图 3.110　减少趾甲厚度

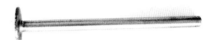

图 3.111　Grypotic 趾甲沟槽切割器

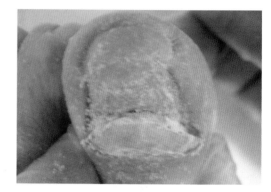

图 3.112　打磨后的趾甲

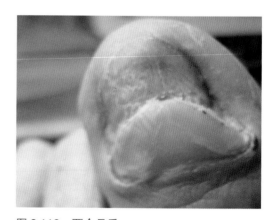

图 3.113　两个月后

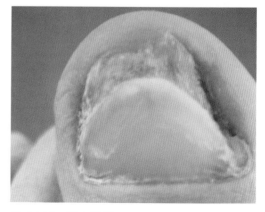

图 3.114　四个月后

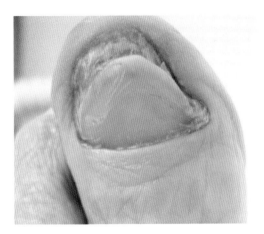

图 3.115 六个月后

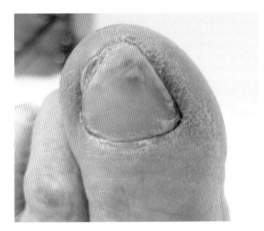

图 3.116 一年后（患者 95 岁，趾甲仍有增厚的趋势，但没有真菌感染的迹象）

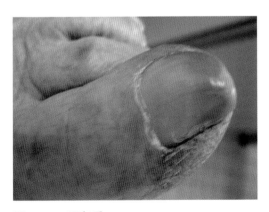

图 3.117 两年后

译者：张英博

3.11 厚甲症

（希腊语：pachyonychie。pachys，厚）

定义

甲床发育不良，伴乳头状增生和角化过度，甲板变薄（图 3.118）。

原因
· 相邻锤状或爪状脚趾长期压迫碰撞所致
· 冻伤
· 遗传

症状
通常会影响一两个趾甲。

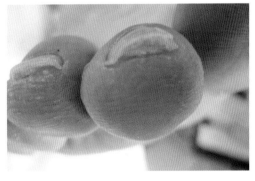

（a）

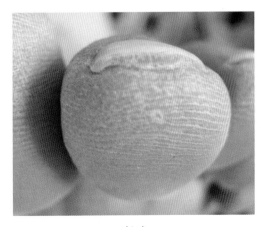

（b）

图 3.118 厚甲症

61

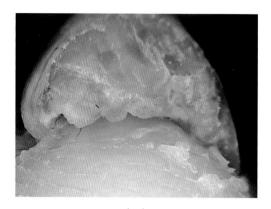

（c）

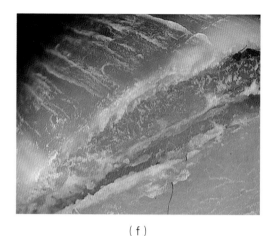

（f）

续图 3.118

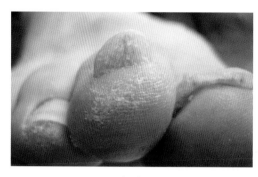

（d）

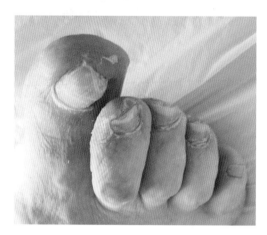

（e）

续图 3.118

发病机制

甲床角化过度，横截面上呈乳头样改变，甲板薄而光滑。

鉴别诊断

喙状甲。

并发症

甲真菌病、甲床细菌感染。

治疗

因甲板已经很薄，不要锉或打磨甲板，清除角质增生时要非常小心。有时厚甲症会被误诊为喙状甲。磨甲或锉甲会导致点状出血，患者常感觉痛苦。可先后用无菌伤口敷料和趾尖敷料及时处理出血，等伤口愈合后，可以在局部使用透明义甲材料。在某些情况下，甲矫正器被证明有助于甲床变平，但首先要结合匹配的硅胶做成的趾间衬垫消除邻近锤状或爪状脚趾的压力，同时穿合适的鞋袜。用肌效贴减少邻近锤状或爪状趾对病甲的压力，以减轻甲床的角质增生。为了取得长期的改善，应避免趾甲受压。

预防

- 穿宽松的鞋子
- 进行增强足部肌肉功能的足部运动
- 应用矫正脚趾畸形的矫形器

　　在某些情况下，如果患者感到痛苦，外科手术是唯一的治疗选择。

译者：张英博

3.12　甲营养不良

　　（希腊语：onychodystrophie。dys，有缺陷的；trophe，营养）

定义

　　甲营养不良是一种先天或后天原因所致的甲生长障碍，常引起甲颜色、形状和纹理发生改变（图 3.119～3.123）。

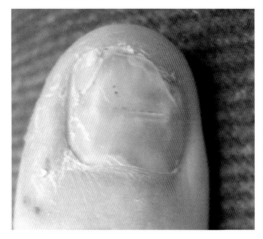

图 3.119　因战斗而受伤的趾甲

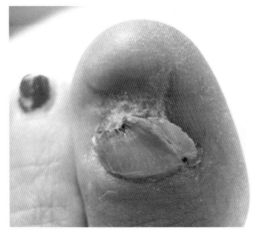

图 3.120　嵌甲经数次拔甲术后

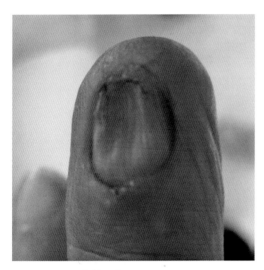

图 3.121　甲营养不良

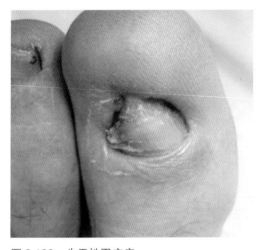

图 3.122　先天性甲疾病

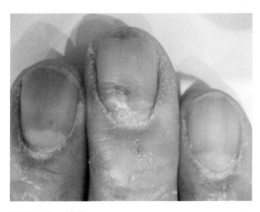

图 3.123　烧伤

以下甲病属于甲营养不良：

- 喙状甲
- 甲萎缩
- 扁平趾甲（扁平甲）
- 凹甲（匙状甲）
- 爪形甲
- 球拍甲
- 甲正中沟营养不良
- 脆甲和甲分离（裂甲）
- 漏斗形甲和鼓槌指（杵状指）
- 甲凹陷，米氏线（毒素或者药物造成的甲板上暗线）
- 甲真菌感染（砂纸甲）
- 串珠状甲
- 博氏线（横贯甲板的凹槽和沟）
- 白斑病，白甲，磨砂玻璃甲
- 甲变色
- 甲真菌病
- 甲肥厚
- 甲分离
- 甲沟炎
- 厚甲
- 反折甲

原因

- 各种自身免疫病
- 大疱性表皮松解症
- 赖特综合征
- 甲真菌病
- 银屑病
- 塞扎里综合征
- 寻常疣
- 甲母质病变
- 机械、化学或热刺激
- 药物
- 代谢障碍
- 毛发红糠疹

- 细菌性疾病和病毒性疾病
- 动脉循环障碍
- 甲床角化过度
- 痛风
- 营养不良
- 激素失调
- 发热性疾病
- 肾病
- 趾甲修剪不当
- 心理障碍
- 衰老
- 血液系统疾病
- 心血管疾病

发病机制
取决于所引起的疾病。

鉴别诊断
见原因。

并发症
取决于所引起的疾病。不当的治疗方法会使症状加重。

治疗
根据造成疾病的原因和损害程度进行治疗。

预防
- 避免额外的刺激
- 经常进行专业足部护理

译者：张英博

3.13　前屈甲

（希腊语：unguis inflexus）

定义
趾甲游离缘纵向过曲。趾甲沿腹侧生长且超过趾尖（图 3.124 ～ 3.126）。
- 趾甲在脚趾上的曲率
- 趾甲过凸

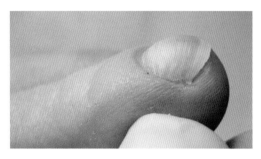

（a）

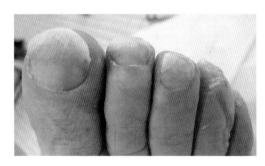

（b）

图 3.124　前屈甲

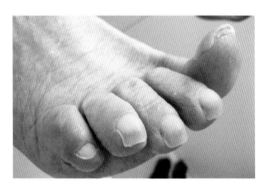

图 3.125　动脉血循环障碍引起的前屈甲

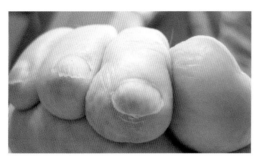

图 3.126 爪形趾的前屈甲

预防

确认袜子的尺寸（第 2 章），确保袜子和鞋子合适。

译者：宓宝杰

原因

· 损伤后的甲板生长方向改变，如甲弯曲

· 鞋子过紧

· 由外伤或萎缩性疾病（如进行性硬皮病）引起的末节趾骨（趾尖）异常缩短

发病机制

· 局部血液循环障碍导致趾甲纵向弯曲而引起趾甲生长障碍

· 趾甲过长

· 累及甲皱襞的渐进性硬皮病（血管、皮肤结缔组织和内脏器官的炎症性疾病）

· 鞋子过紧

鉴别诊断

杵状趾，通常由心脏病导致。

并发症

甲分离，甲床炎症，甲脱落。

治疗

· 保持趾甲相对较短。

· 为防止甲生长受损，可去除过度角化的角质层。

· 为了预防过度角化症，可使用义甲趾甲。

3.14 后屈甲

（希腊语：unguis retroflexus）

定义

趾甲背向弯曲（图 3.127 ～ 3.129）。

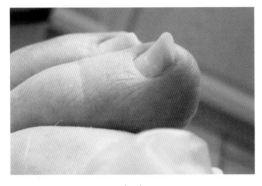

（a）

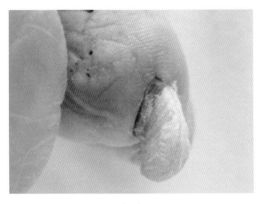

（b）

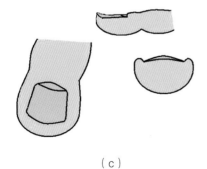

（c）

图 3.127 后屈甲

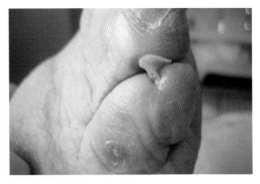

图 3.128 长时间穿不合脚的袜子导致的后屈甲

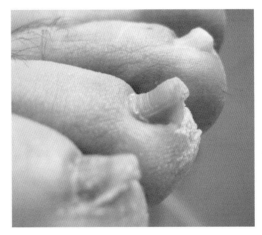

图 3.129 锤状趾引起的后屈甲伴肥厚症

原因 / 症状 / 外观

* 不合脚的鞋具（如太小的鞋或袜子）
* 甲板成分不受影响

并发症

甲分离，脱甲病，甲下炎症。

治疗

对症治疗。保持甲板略短，以防止进一步畸形；对甲板边缘做圆钝处理，减少甲缘与鞋、袜和床单刮擦，避免造成甲床损伤。

去除趾甲上松散的过度角化的角质层。如有必要，可使用贴片矫正术处理甲板畸形。

预防

- 穿着合身的鞋袜。
- 进行足部锻炼。

译者：宓宝杰

3.15 脆甲症/趾甲断裂

（希腊语：onychorrhexis/onychoclasis）

定义

趾甲纵向分裂和退化（图3.130、图3.131）。

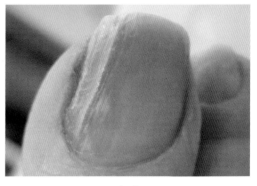

（a）

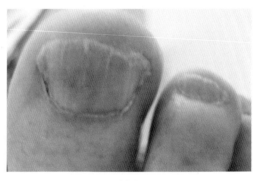

（b）

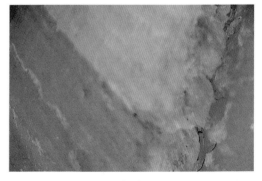

（c）

图3.130 脆甲症

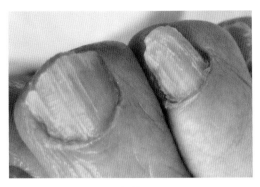

（d）

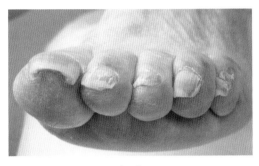

（e）

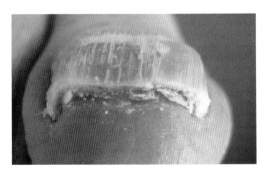

（f）

续图 3.130

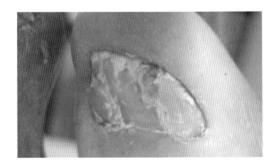

图 3.131　脆甲断裂

原因

- 红癣导致的异常沟槽形成
- 肝病
- 内分泌障碍
- 淤积性皮炎
- 贫血
- 甲板或甲母质损伤
- B 族维生素缺乏
- 痛风
- 用碱性和抗油脂的乳剂洗浴
- 有毒化学制剂
- 辐射和热损伤
- 营养不良和激素紊乱伴皮肤病

特殊变异

裂甲（沟状甲中线营养不良症），趾甲纵向裂成两半。

并发症

甲真菌病，甲分离。

治疗

消毒趾甲后，用金钢石钻把趾甲表面打磨光滑，去除任何松动的趾甲部分。再次消毒趾甲，可以制作义甲，防止微生物穿透趾甲表面。义甲必须透明，以观察趾甲的任何变化，比如甲下血肿的发展、甲下鸡眼的形成或甲真菌病的迹象。趾甲部分移除不当造成的甲床损坏，总是有感染的风险。

预防

- 定期涂抹甲板保护剂（液、油等），以促进趾甲健康生长
- 预防创伤
- 避免使用碱性溶液和脱脂剂
- 治疗维生素缺乏
- 促进趾甲健康生长：使用有机硅（在

竹子和野生马尾草中富含有机硅）、维生素 B_6、锌、锰（支持结缔组织和骨骼生长）、钙（强化头发、趾甲、骨骼和结缔组织的营养）制剂

译者：宓宝杰

3.16 裂甲症

（希腊语：onychoschizia。schísis，分裂）

定义

从游离甲缘开始的背甲层片状剥落（图 3.132～3.134）。

原因

* 接触化学物质，如碱性溶液和洗涤剂
* 矿物质缺乏与代谢紊乱

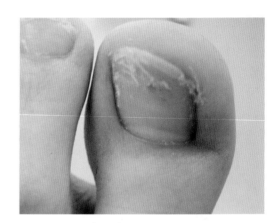

图 3.132　远端甲裂

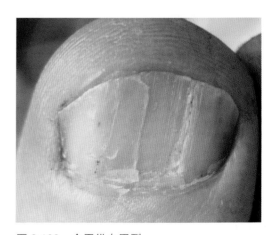

图 3.133　全甲纵向甲裂

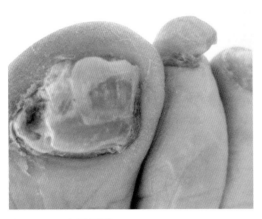

图 3.134　全甲甲裂

发病机制

经常暴露在恶劣的化学物质中，会使甲面油脂层结构破坏，水分容易浸润，导致角质层软化并膨大。

上角细胞层交替吸水和释水，形成层间连接，导致各甲板层分离。

鉴别诊断

银屑病甲。

并发症

* 嵌甲
* 甲皱襞肥厚
* 甲皱襞胼胝
* 角质化形成
* 甲分离

治疗

用金刚石或金刚石钻磨平趾甲表面，并应用义甲使趾甲表面平整。如果存在真菌病，在应用义甲之前治疗真菌病。矿物质缺乏症必须由专业医生治疗。定期涂抹趾甲油或橄榄油有助于趾甲再生。

预防

* 新陈代谢紊乱：应由内分泌医生治疗
* 保证良好的营养水平
* 避免接触脱脂和软化的碱性清洗剂
* 咨询穿鞋和穿袜的注意事项
* 处理碱性溶液时戴手套
* 促进趾甲健康生长：使用有机硅（在竹子和野生马尾草中富含有机硅）、维生素 B_6、锌、锰（支持结缔组织和骨骼生长）、钙（强化头发、趾甲、骨骼和结缔组织的营养）制剂

译者：王晓

3.17 甲萎缩

（希腊语：onychoatrophy）

定义

甲板发育不良，趾甲变薄变小（图 3.135 ～ 3.137）。

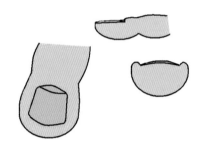

图 3.135　甲萎缩示意图

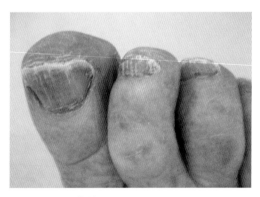

图 3.136　甲萎缩

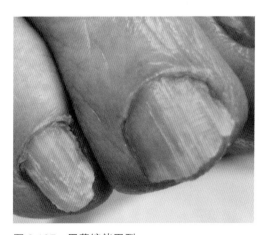

图 3.137　甲萎缩伴甲裂

原因 / 症状 / 外观

原因不明。

甲板变薄，质脆。常见于老年心功能不全和动脉血循环障碍患者。

并发症

脱甲病，甲真菌病。

治疗

将分离的趾甲部分用角钳或精细的金刚钻去除，以防止它们被袜子挂住。用手指从远端到近端滑过趾甲边缘和尖部，以确保没有粗糙的边缘。这种预防措施对于避免受伤和甲剥脱很重要。如果没有真菌病的迹象，可以通过趾甲修复术如使用趾甲板填充物、BS 甲板矫正甲板或通过使用光固化技术加强甲板结构。

译者：王晓

3.18 甲脱落

（希腊语：ychomadesis）

定义

趾甲完全从甲床上脱落（图3.138～3.141）。脱甲病也被称为秃甲症。

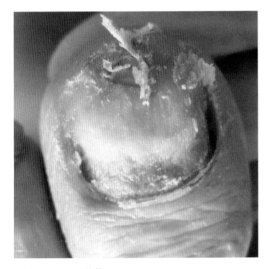

图3.138 甲脱落

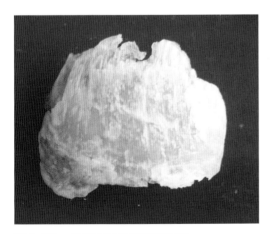

图3.139 糖尿病患者脱落的趾甲

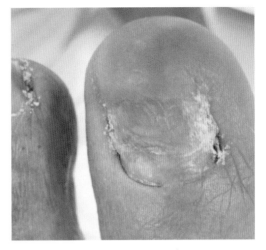

图3.140 多次拔甲术后的脱甲病

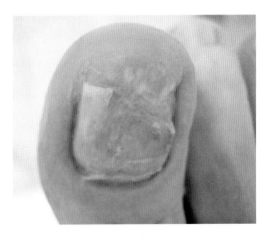

（a）

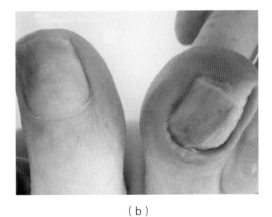

（b）

图3.141 部分甲脱落

原因

- 甲上皮炎症、创伤、血管疾病（如动脉血管的病变）、发热性感染、猩红热、败血症、流感、肺炎、传染病、化疗、斑秃、银屑病、药物引起的中毒性表皮松解症、大疱性皮肤病、药疹、强X线辐射、急性甲沟炎或严重心理应激，也可以是特发性疾病
- 显性遗传疾病（与牙釉质发育不良相关）
- 甲进行性脱落，从近端开始：甲与甲母质发生渐进性脱落。这种遗传病导致趾甲脱落和趾甲营养不良，可以同时影响多个趾甲
- 伴甲床瘢痕形成的完全性趾甲缺失可能是由于基质的永久性损伤，如扁平苔藓甲病的晚期阶段、表皮松解症、大疱性皮肤病或严重 PAOD（外周动脉闭塞性疾病）

并发症

甲真菌病，甲下血肿。

治疗

伤口护理必须记录在案。通常使用无菌敷料，如 Ligasano，用于甲床。可向医生咨询无菌敷料的使用注意事项。一旦感染完全痊愈，就要开始保护甲床和重新生长的趾甲。请记住，无菌敷料只附着在新长出的趾甲或现有的趾甲上，而不附着在皮肤上。

预防

- 防止因不合脚的鞋袜而造成的创伤
- 增强系统免疫力

译者：王晓

3.19　甲分离

（希腊语：onycholysis）

定义

甲板脱离甲床（图 3.142～3.146），又称甲剥脱。

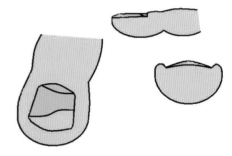

图 3.142　甲分离示意图

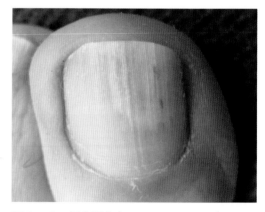

图 3.143　部分甲分离

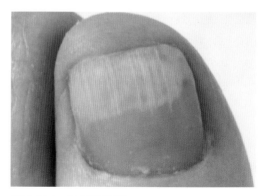

图 3.144　远端甲分离

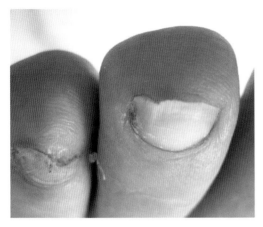

图 3.145　甲分离

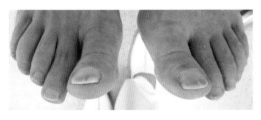

图 3.146　双蹈趾远端甲分离

流行病学

甲分离常与其他甲疾病同时发生，也可与内脏器官的全身性疾病同时发生。

甲分离与甲床炎、甲真菌感染、甲弯曲、甲银屑病和外伤引起的甲床损伤有关。甲分离可伴有出血和渗出。

原因

- 动脉血循环障碍
- 甲状腺疾病
- 常见代谢紊乱
- 皮肤病（不常见），如接触性皮炎
- 医学确定的皮疹
- 部分分离的甲板
- 损伤和创伤
- 接触化学物质，如碱性溶剂或化妆品
- 静态问题：足部畸形（如八字脚），可

导致脚趾畸形，如锤状趾、爪形趾、交叉趾（骑跨趾，脚趾位于相邻的脚趾上）和蹈外翻，使趾甲承受持续的（可能是恒定的）压力

临床表现

当趾甲开始脱离甲床时，分离的部分看起来是白色的，这是因为甲床和甲板间分离，通常伴随着分离的甲板下过度的角化堆积。

半月形甲分离是甲分离的一种特殊形式，趾甲在远端呈新月形剥离。多见于长时间浸泡于水或肥皂溶液中。

鉴别诊断

甲真菌感染、喙状甲和银屑病甲。

并发症

伴发真菌病、趾甲生长紊乱或趾甲异常增厚。分离的甲板在脱落后，可自行重新长出。

治疗

- 防止甲板与甲床进一步分离：通过减轻甲板上的压力，甲分离多可自行愈合。
- 暴露甲下颗粒组织、甲下鸡眼或甲下增生组织：用甲剪或甲钳将部分趾甲完全清除，并用精细钻磨削残留部分
- 如果患者对趾甲修复没有顾虑，可以使用合适的趾甲修复体
- 去除因足或趾畸形所致甲板上异常压力
- 使用一次性注射器（配针头），用抗真菌或消毒溶液仔细冲洗甲分离部位，不要于甲板下掏挖或刺探深部，这会导致分离扩大
- 按摩、沐浴或涂抹脚霜以促进血液循环

预防

- 穿合脚的鞋具
- 预防真菌病

- 加强对皮肤酸性保护层的保护
- 改善血液循环
- 脚趾畸形时行矫形减压
- 应用矫形器
- 趾间衬护垫
- 不要使用甲矫正器
- 进行专业足部护理
- 进行足部锻炼

译者：王晓

3.20 甲床角化

（希腊语：onychophosis。phos，清晰；light、osis，状态）

定义

甲皱襞上的蜡状胼胝堆积（图 3.147、图 3.148）。

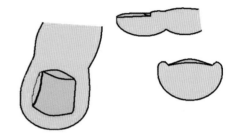

图 3.147 甲床角化示意图

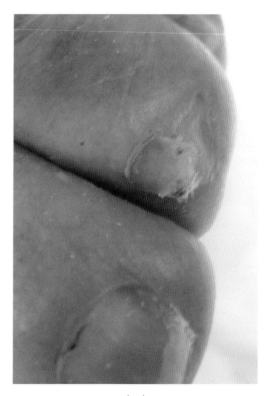

（a）

图 3.148 甲床角化

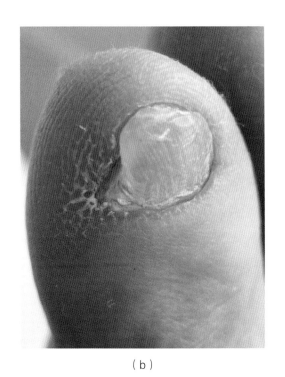

（b）

续图 3.148

3.21 博氏线

定义

博氏线是在甲板上形成的水平凹痕或脊。它们通常直接穿过甲板。患者可能会在任何趾甲上或多个甲板上出现一个或多个博氏线。博氏线可能因受伤、疾病或环境因素而形成（图 3.149、图 3.150）。

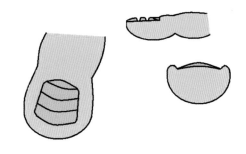

图 3.149 博氏线

原因 / 症状 / 外观

穿太紧的鞋会压迫脚趾致重叠。甲皱襞的全部区域都可能受到影响。表皮坚硬的角化层类似瘢痕组织，不能误认为是鸡眼或胼胝。

并发症

甲沟内形成鸡眼。

治疗

- 用含有尿素或水杨酸的产品去除胼胝
- 减轻趾甲上的压力
- 治疗往往是漫长的，消除病因最重要

预防

消除一切诱因。

译者：王晓

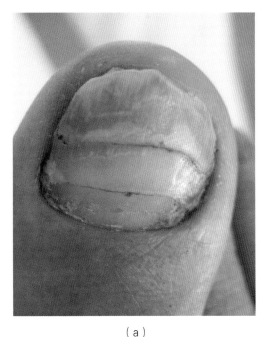

（a）

图 3.150 跗趾博氏线

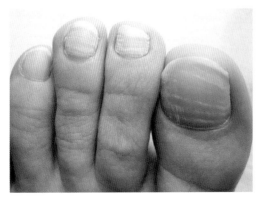

（b）

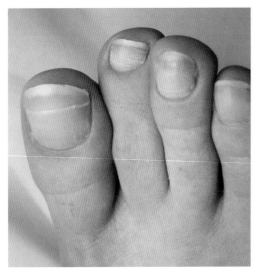

（c）

续图 3.150

并发症

- 甲分离
- 趾甲部分破裂引起的甲真菌病

治疗

- 消除病因
- 不要试图打磨掉嵴，这样会干扰甲的静态平衡。甲的表层最坚硬，磨掉后会导致甲板静态力学结构改变，引起畸形，致使微生物（如真菌）渗透
- 锉平趾甲的边缘，确保甲板不会勾住袜子或被子
- 必要时应用义甲
- 提供正确穿鞋和穿袜的建议

译者：王晓

原因

- 身体应激
- 严重突发疾病
- 外科手术
- 心理压力
- 动脉循环障碍
- 缺锌
- 穿过紧的鞋子

3.22　甲下血肿

（希腊语：subunguales hämatom）

定义

又称趾甲血肿，是指位于趾甲或趾甲下的血肿（图 3.151 ～ 3.158）。

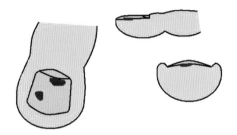

图 3.151　甲下血肿示意图

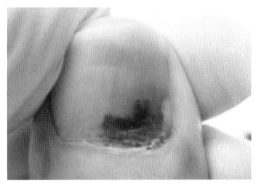

（a）

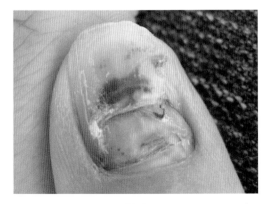

（b）

图 3.152　甲下血肿

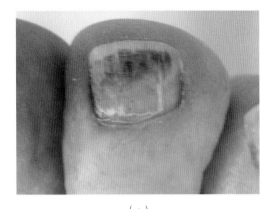

（c）

续图 3.152

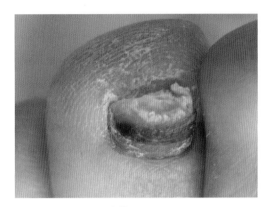

图 3.153　甲下血肿伴甲肥厚

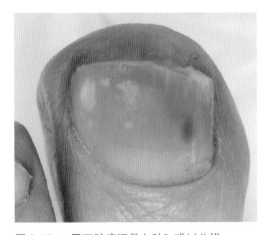

图 3.154　甲下肿瘤还是血肿？难以分辨

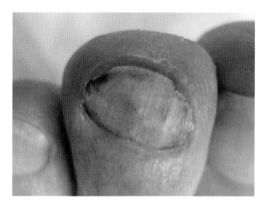

图 3.155　跑马拉松后的陈旧性血肿

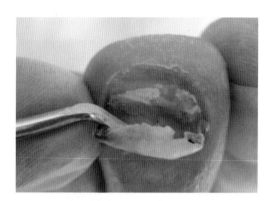

图 3.156　拔甲清除分离甲板

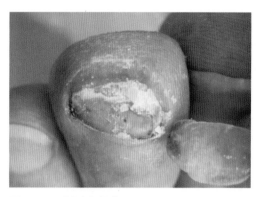

图 3.157　新趾甲长出

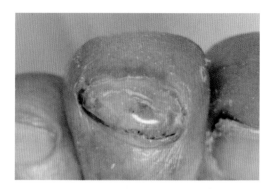

图 3.158　用义甲保护新生的趾甲

原因 / 症状 / 外观

通常是由创伤导致的压力引起的（例如，关车门挤到手指，脚趾撞在门框上或穿着过紧的鞋行走）。

并发症

破坏甲母质和甲床可导致甲营养不良和永久性甲分离，并可导致霉菌感染。

鉴别诊断

甲下肿瘤。

治疗

治疗过程虽痛苦但无害，可以通过趾甲钻孔技术来加速愈合。在此过程中，针头的尖端被放在火中加热，直至变红，然后将烧红的尖端放置在血肿上方的趾甲上，无需加压，高温使甲板上融化出一个小洞，甲下的血液得以排出。一旦压力减轻，疼痛多立刻得到缓解。也可用微型无菌玫瑰形钻头代替针头。

之后包扎趾甲，全程需遵循无菌原则。

同时要告知患者这一过程是无痛的。

为区分甲下血肿和甲下肿瘤，可在趾甲上深色变色区域用裂隙打磨器小心地画一条细线。一个月后，确认线是否仍在深色变色区域，或者当深色区域停留在同一位置或变得更大时，线是否已移动。如果是后者，必须立即将患者转诊给皮肤科医生，并附上病情说明。

预防

穿合适的鞋是避免甲下血肿的最佳预防措施。在进行山地徒步旅行之前，剪短远端的游离趾甲边缘，这样在行走过程中趾甲才不会与鞋摩擦。

译者：王晓

3.23　甲床炎

（希腊语：onychia）

定义

甲床炎是甲床的炎症反应，由细菌、真菌和病毒等微生物引起（图 3.159、图 3.160）。

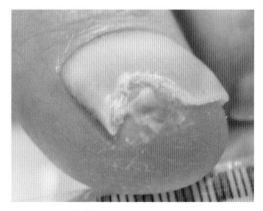

图 3.159　移除部分趾甲后

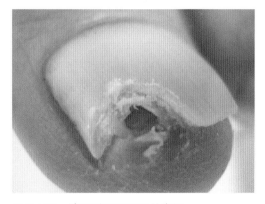

图 3.160　清理后可见明显的空洞

病因 / 症状 / 外观

持续施加较大的压力（如穿太紧的鞋）或甲下鸡眼通常是甲床炎的病因。

并发症

趾甲下的渗出促进肉芽组织的生长，导致周围的组织无法"呼吸"，最坏的情况是感染会向更深处转移，累及骨质。

治疗

做好伤口护理流程的书面记录，添加图片作为补充，注意使用无菌器械。

> 与医生合作至关重要！

彻底消毒后（例如，使用 Octenisept Desinfektion 皮肤创伤无痛消毒喷雾），使用无菌器械暴露炎症部位，在肉芽组织上涂抹酸蚀剂，如 36% 的 Albothyl（妇科阴道用药，灼烧黏膜，杀菌止血。国内未上市）。糖尿病患者或伤口愈合障碍的患者不适用，且需在医生的指导下进行。这种方法比单纯的药物治疗更能促进伤口愈合。

用玫瑰形钻头或手术刀将甲板下感染的鸡眼去除，随后涂抹消毒药膏和酊剂并缠上透气绷带，可遵照医生指示，应用促进伤口愈合的无菌海绵填塞，例如 Ligasano 白色敷料。预约患者在 24 ～ 48 小时内复诊。消除甲床炎的病因是成功愈合的前提。

预防

避免对趾甲施加任何强烈和持续的压力，例如穿太紧的鞋袜。

译者：王晓

3.24　甲下肉芽组织 / 溃疡

（希腊语：subungual granulation tissue/ulcers）

定义

甲板下方的一个海绵状高度血管化但纤维较少的组织（图 3.161 ～ 3.163）。

原因 / 症状

通常是创伤的结果，如冲撞、受压或割伤，或穿太小太紧的鞋。

当持续的压力作用于已受伤且发炎的甲床，并伴有浆液分泌时，会出现肉芽组织。

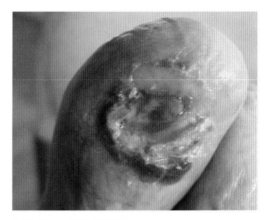

图 3.161　松动的甲板

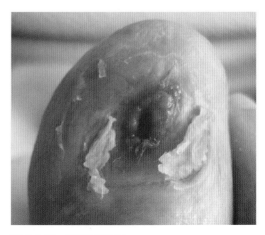

图 3.162　彻底清创后

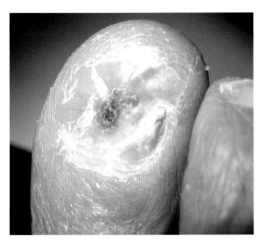

图 3.163　物理治疗 14 天后

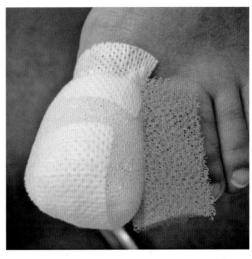

图 3.164　趾尖敷料和 Ligasano 绿色敷料（做额外的减压）

译者：郭磊

并发症

温暖潮湿的环境促进了细菌、真菌和病毒等微生物的生长。免疫缺陷患者或动脉循环系统疾病患者尤其容易受到感染。

治疗

咨询医生并遵医嘱。

必须以书面形式记录伤口护理流程。可以添加一个补充图片来进行额外说明。

用经认证的消毒剂（如 Octenisept）消毒伤口和周围皮肤。遵循无菌原则至关重要。用无菌的趾甲钳或磨削工具小心地去除已发生剥离的甲板。用 Octenisept 彻底冲洗开放的创面，再用无菌敷料（如 Ligasano 白色敷料）覆盖创面，然后覆盖上趾尖敷料和 Ligasano 绿色敷料，确保趾甲受到保护且不受压力（图 3.164）。

物理治疗后，继续使用具有干燥作用的药物，如藻酸盐或氧化锌来护理伤口。必须每日更换无菌创面敷料。一旦创面完全干燥，应用无菌敷料和促进创面愈合的无色药膏。应用臭氧蒸汽、使用高频棒或激光治疗都是已知的加速创面愈合的措施。一旦肉芽组织完全愈合，可用义甲保护甲床。

3.25 甲下外生骨疣

（希腊语：subungual exostoses）

定义

甲下骨质的过度增生（图 3.165 和图 3.166）。

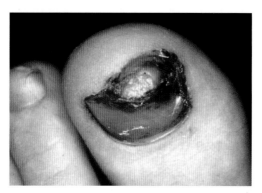

图 3.165 跟趾甲板下的甲下外生骨疣

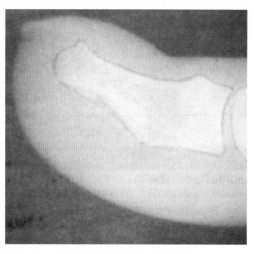

图 3.166 甲下外生骨疣的 X 线影像

图 3.165、图 3.166 来源：Klaus Grünewald, Theorie der medizinischen Fußbehandlung，第 1 卷，第 4 版 .2012 年，Verlag Neuer Merkur。

原因 / 症状 / 外观

甲下外生骨疣通常影响跟趾。它常见于青少年，由脚趾的反复创伤引起。在初期，甲下面的皮肤是厚且硬的。某些病例存在浆液性的渗出。甲下外生骨疣产生的疼痛类似于嵌甲引起的疼痛。

并发症

在其进展阶段（图 3.167），趾甲可被微生物引起的感染破坏。

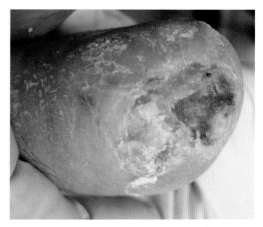

图 3.167 移除松动的甲板后，显露远节趾骨

治疗

使用无菌敷料，记录伤口护理流程，立即将患者转诊给专科医生。应在患者知情的情况下向专科医生简要介绍病情。

早期手术可以防止甲床和甲板的永久性损害。如果病情持续进展，损害将是不可避免的（图 3.167 ～ 3.169）。（译者注：针对甲下外生骨疣的手术原则是尽可能地避免或减少对甲板尤其是甲母质的损伤，尤其避免拔除整个甲板。）

预防

保护足趾免受压力和创伤。

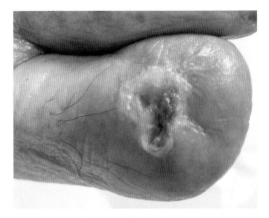

图 3.168　手术切除骨性赘生物后

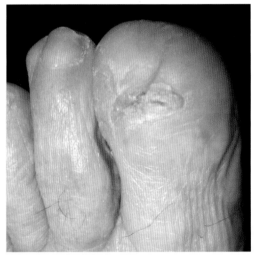

图 3.169　创面愈合后，一个新的趾甲碎片重新长出

译者：郭磊

3.26　甲下鸡眼

（希腊语：subungual clavus）

定义
甲板下鸡眼形成（图 3.170）。

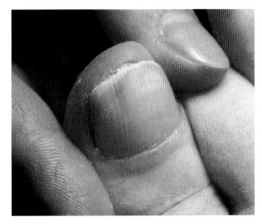

图 3.170　甲下鸡眼因血肿引起的棕色变色

原因 / 症状 / 外观
甲下鸡眼是因鞋子太紧致足和足趾畸形，如拇僵直、拇受限或拇外翻造成的。当趾甲受到慢性刺激（压力和摩擦）时，就会出现这种症状。用光照趾甲时可看到深色、圆形或椭圆形斑块，在甲板上施压，若斑块颜色不变浅，就可以确诊。

鉴别诊断
甲下黑色素瘤（很少疼痛）。

并发症
甲分离，甲下肉芽组织形成。

治疗
小心地修剪和打磨受影响的趾甲区域来暴露甲下鸡眼（图 3.171）。用打磨机的铣钻头（注意：如果操作者技术不熟练，有很高的伤害风险！铣钻头即空心的钻头，专门用于处理甲下鸡眼。因为有相对封闭的空腔，对于消毒的要求较高。）或在鸡眼上涂抹温和的酸蚀剂，并结合减压和防摩擦保护。

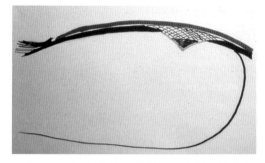

图 3.172　去除甲下鸡眼后的填充衬垫和封闭处理

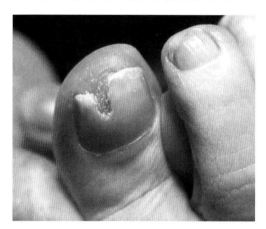

图 3.171　治疗后的甲下鸡眼

　　图 3.170 和图 3.171 来源：Klaus Grünewald，Theorie der medizinischen Fußbehandlung，第 1 卷，第 4 版.2012 年，Verlag Neuer Merkur。

　　使用带有衬垫的义甲（图 3.172 ～ 3.178）或 Impro-System（译者注：Impro-System 指的是义甲下面铺有衬垫，以加强义甲的韧度，来达到减压减磨的目的。）减压。建议患者穿宽松的鞋，以免脚受到挤压。鞋子必须足够宽和长，顶部不能太紧。穿戴定制的衬护垫也是有效的。在某些情况下，通过手术矫正足趾位置是不可避免的。踇僵硬时，对不太僵硬的踇趾用（运动）肌效贴可以提供额外的缓解。将肌效贴的一头贴在足大趾底尖部，然后牵拉至第一跖骨关节处。

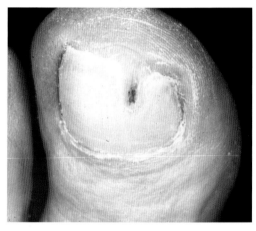

图 3.173　去除甲下鸡眼

预防

- 进行特定的足部运动和使用衬护垫
- 穿合适的鞋子
- 穿合适的袜子

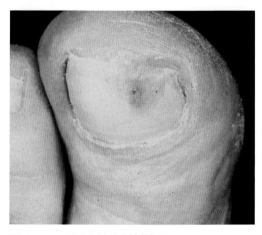

图 3.174　用 BS 填充材料填充

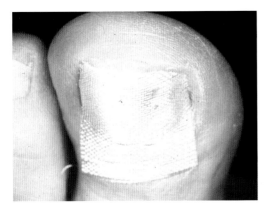

图 3.175 应用 BS 条带覆盖

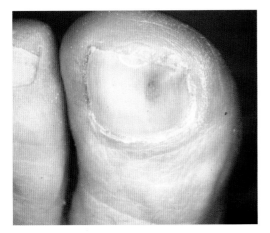

图 3.176 涂抹 BS 液

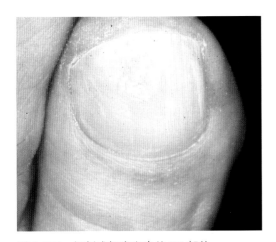

图 3.177 切割或打磨突出的 BS 部件

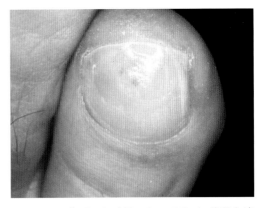

图 3.178 使用 BS 趾甲 –Bernd Stolz 处理完毕
后

BS nail–Bernd Stolz：德国足科医生贝恩德·施托尔茨(Bernd Stolz)发明的一种治疗甲病的套装工具。见 6.6 节，图 6.46 ～ 6.73

译者：郭磊

3.27 甲床角化过度

（希腊语: subungual hyperkeratosis）

定义
甲床过度角化伴甲分离（图 3.179）。

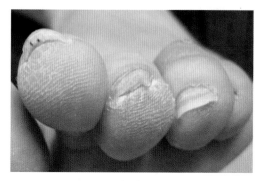

（a）

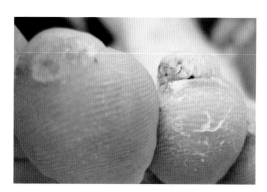

（b）

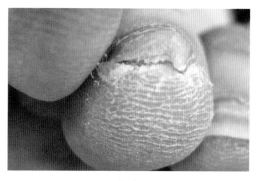

（c）

图 3.179 甲床角化过度

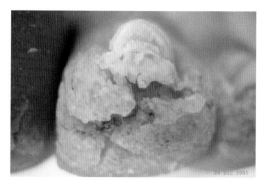

（d）

续图 3.179

原因 / 症状 / 外观
- 循环障碍
- 湿疹
- 银屑病
- 甲板压力过大，甲断裂
- 一旦发生甲分离，甲床就会生成过多的角质层来避免感染

并发症
甲真菌感染，喙状甲。

治疗
小心清除甲下过度角化的积聚物。事先应用软化胼胝的软化剂有助于去除角化物。角化过度的部位因其高吸水性，甲下环境温暖潮湿，从而促进甲真菌病的发生。因此，定期检查趾甲是否有症状很重要。为了有效地治疗甲真菌病，并将甲板下的鸡眼移除，可使用磨钻或趾甲钳将受影响的部分移除。一旦鸡眼的核心被成功移除，就要确保该区域受到适当的保护，免受受压。

预防
- 进行足部运动以改善血液循环
- 穿合适的鞋子

- 用衬护垫矫正脚趾畸形，前提是脚趾运动不受影响
- 预防真菌感染

译者：郭磊

3.28 糙面甲

（希腊语：trachyonychia。trachys，粗糙）

定义
磨砂样甲（图3.180）。

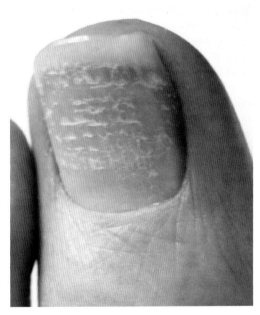

（a）

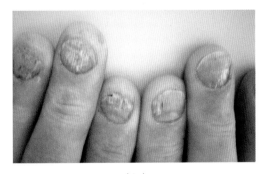

（b）

图3.180 糙面甲

原因/症状/外观
指/趾甲变薄并呈匙状畸形。甲板粗糙无光泽，有小凹痕，因灰白色鳞片而使外观

像砂纸。对甲母质的损害被认为会引发甲粗糙。

鉴别诊断

内源性湿疹、银屑病、扁平苔藓、斑秃和使用某些化学物品后可以出现相似的外观。

并发症

真菌穿透鳞片状趾甲表面。

治疗

小心地用打磨工具磨平甲边缘，确保清除所有尖锐的甲刺，使甲板不会刮蹭鞋袜或被子。在某些情况下，医生会在甲母质周围注射药物，这是一个痛苦而漫长的治疗过程。

译者：郭磊

3.29　甲胬肉

（希腊语：pterygium。pteryx，翼。拉丁语：coniungere，连接的）

定义

角质层异常过度生长直至游离甲边缘（图3.181）。

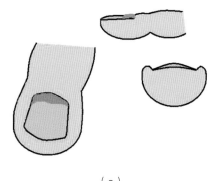

（a）

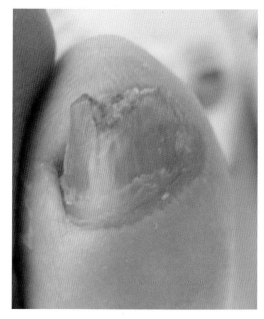

（b）

图3.181　甲胬肉

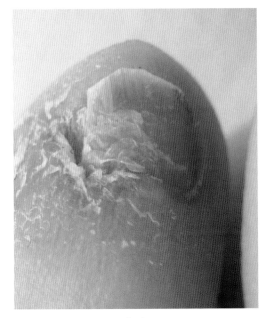

（c）

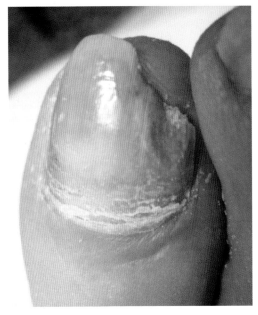

（e）

续图 3.181

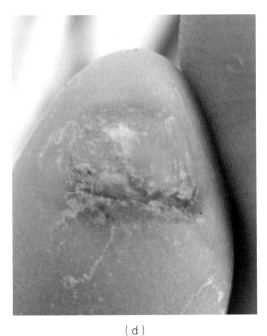

（d）

续图 3.181

原因

趾甲背侧： • 先天性
• 大疱性皮肤病（如瘢痕性类天疱疮）
• 烧伤
• 先天性角化不良
• 移植物抗宿主反应（GVHR）
• 扁平苔藓（最常见）
• 剥甲癣
• 放射性皮炎
• 雷诺病
• 外周动脉闭塞性疾病（PAOD）

趾甲腹侧： • 先天性
• 家族性
• 特发性
• 周围神经病变
• 雷诺病与系统性硬皮病

- 创伤
- 多见于小脚趾

并发症

甲板萎缩，在极端情况下可导致部分或完全的甲母质破坏。

治疗

在角质层上涂抹一种软化剂，如Prontoman 喷雾剂或 Peclavus 甲软化酊，并轻轻地将过度生长的角质层向后修剪。打磨掉上部角质层，或用趾甲钳将其剪掉，不要损坏甲板。不要去除太多的角质层，因为它可以保护甲母质免受微生物的入侵。

预防

经常修剪角质层，涂抹趾甲油、趾甲精华液或橄榄油，使其保持柔软、有弹性。

译者：郭磊

3.30　小甲畸形（球拍甲）

（希腊语：brachyonychia（racquet nail）。brachýs，短）

定义

异常短的趾甲（图 3.182）。

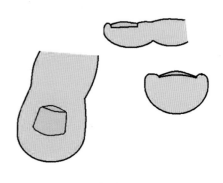

（a）

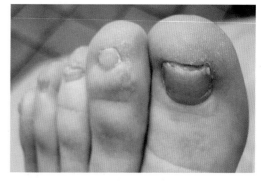

（b）

图 3.182　小甲畸形

原因 / 症状 / 外观

由异常短的指 / 趾甲引起。远端的指 / 趾甲具有正常的形状。

先天性小甲畸形主要影响手指，通常仅累及拇指。

甲板异常地短而宽，手指或踇趾类似网球拍。

并发症

这种情况一般会导致甲床的凸出。

治疗

不要把趾甲剪得太短。必要时，使用义甲防止凸出。在大多数情况下，先天性小甲畸形只能通过手术矫正。（译者注：小甲畸形的手术治疗效果有待商榷，而采用 Ω 钢丝矫正和甲沟填塞综合处理的效果优于手术治疗。）

译者：郭磊

3.31 硬皮病

（希腊语：scleroderma。sklēros，硬）

定义

硬皮病是一种以皮肤增厚为特征的结缔组织疾病（图 3.183）。

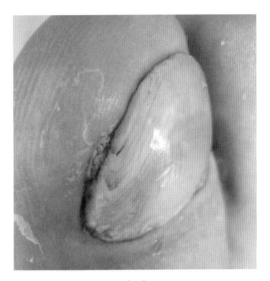

（a）

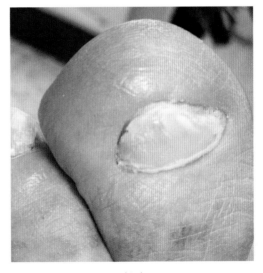

（b）

图 3.183 硬皮病甲

原因 / 症状 / 外观

硬皮病的病因尚不清楚。这是一种罕见的疾病，具有风湿性炎症的特点，属于胶原蛋白类疾病。胶原蛋白是结缔组织的重要组成部分。没有胶原蛋白，结缔组织就会变硬，失去弹性和功能。结缔组织不仅存在于皮肤中，血管、内脏器官等所有有需要血供的组织都是由结缔组织组成的。几乎所有（>90%）被诊断为硬皮病的患者都患有雷诺病（由寒冷或情绪紧张引发的手指或脚趾的阵发性循环障碍）。

角质层增厚、变硬、开裂、疼痛，偶尔出血。趾甲向顶端逐渐变窄，并显示出脊和沟槽；在最坏的情况下，可以导致甲半月的坏死。

并发症

甲分离，甲真菌感染。

治疗

小心打磨掉所有锋利的边缘，以防止趾甲的边缘刮蹭袜子或被子。用角质层软化剂，如 Prontoman（品牌名称）喷雾，涂抹在角质层上，用双头钩轻轻地将角质层向后推，然后用趾甲钳或剪刀将其去除。必须非常小心，以免引起出血。对于厚的角质层也可以用玫瑰形钻头安全地去除，而不需要使用软化喷雾剂。

预防

无有效的预防措施。

译者：郭磊

3.32 甲区肿瘤

（希腊语：tumor unguis）

定义

肿瘤是指局部组织体积增大，无序生长。这种增大也见于水肿（液体积聚）、疣、甲周小纤维瘤、外生骨疣、色素痣、血管球瘤、假性囊肿、恶性黑色素瘤、癌或基底细胞瘤。严格地说，肿瘤一词是指人体自身细胞不受控制地生长；肿瘤可以是良性的，也可以是恶性的（图 3.184 ～ 3.186）。

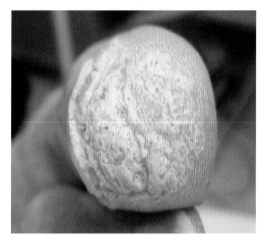

图 3.184 甲下及周围的疣

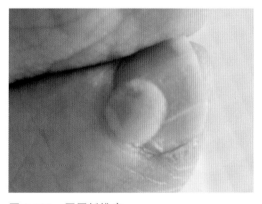

图 3.185 甲周纤维瘤

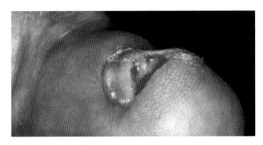

图 3.186　甲床部位鳞状细胞癌

资料来源：Klaus Grünewald，Theorie der me-dizinischen Fußbehandlung，第 2 卷，第 3 版 .2016 年，Verlag Neuer Merkur。

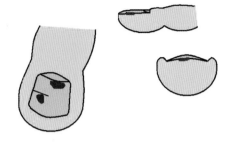

图 3.187　甲区肿瘤

译者：郭磊

原因

甲区肿瘤病因多样且影响趾甲的生长和外观。

发病机制

甲皱襞区和甲母质上的肿瘤很容易识别。甲下肿瘤通常只是一个类似于甲下血肿的斑点。诊断或分类目前尚不明确。

鉴别诊断

临床诊断和鉴别诊断应由专科医生完成。

治疗

必须将患者转诊给专科医生。初次就诊时足科医生如果用裂隙磨钻在甲板颜色加深处划一条线，可以在下一次检查时确认印迹的大小是否发生了变化（参照第 3.22 节甲下血肿），这将对疾病的诊断有帮助。记录肿瘤生长的变化并在病历中添加图像对医生很有帮助（图 3.187）。

3.33　硬甲

（希腊语：scleronychia。sklēros，硬）

定义
趾甲永久受损，直至完全停止生长（图3.188）。

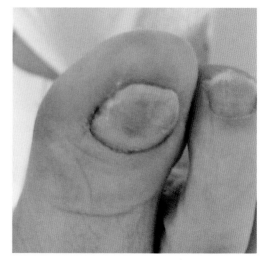

（c）

续图 3.188

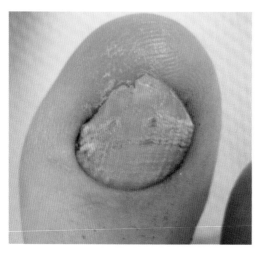

（a）

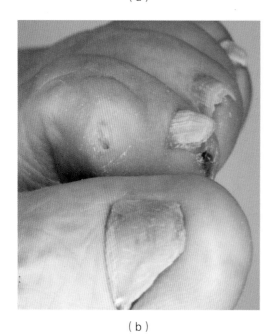

（b）

图 3.188　硬甲

原因 / 症状 / 外观
趾甲很厚，有灰黄相间的斑点。通常角质层缺失，甲半月也不可见。甲板是横向弯曲的。趾甲与甲床的连接部位松动，甚至完全脱离。病因不明，该病多见于女性。50%的患者还患有鼻窦炎、支气管炎、支气管扩张、胸膜炎和肺纤维化等呼吸道疾病。这种疾病通常是遗传性的。

并发症
甲分离，甲真菌感染。

治疗
小心地打磨趾甲的边缘，以免刮蹭袜子或被子。医生开的药在某些情况下会有帮助。在极少数情况下可能自发愈合。

译者：郭磊

3.34 异色症

（希腊语：dyschromia。chrõma，颜色。
拉丁语：dys，故障）

定义

趾甲变色，但趾甲的形状或表面纹理没有改变（图 3.189 ～ 3.191）。

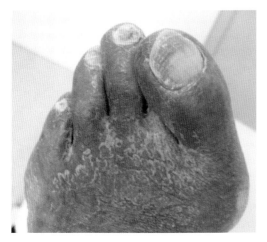

（a）

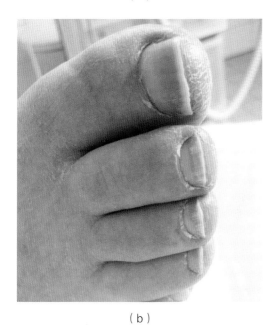

（b）

图 3.189　血液循环不良

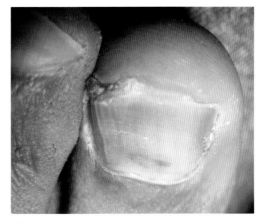

图 3.190　异色症

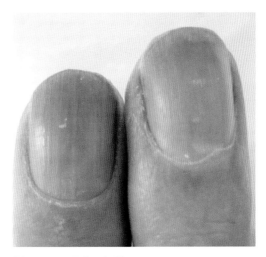

图 3.191　尼古丁污渍

原因

普通甲的变色可由多种外在因素引起，如色素沉着、着色剂、药物、毒素、胼胝、甲下空洞、炎症、肿瘤、异物和血肿等。

鉴别诊断

- 趾甲白色变（白甲症）
- 趾甲深色变：蓝色、蓝红色、棕色、黄色、绿色、红色或黑色

医生必须进行精确的鉴别诊断，以确定是无害的血肿还是恶性肿瘤。趾甲变色往往

是各种内科疾病的征兆，如肝病、血色素沉着症、肾功能不全、肝病或心脏病。因此，应咨询内科医生。

治疗

从足科医生的观点来看，没有任何特异性治疗方法可供选择。

译者：郭磊

敷料的种类

每一次损伤，哪怕是最小的创面，都需要关注且认真对待。足部皮肤损伤容易继发细菌感染。足部温暖湿润时为细菌和孢子提供绝佳的生存环境，尤其是趾缝及甲周区域。因此，对于较深和面积较大的创伤，必须在24～48小时内进行后续治疗。

敷料应符合下列要求：

- 防止微生物的侵袭，对环境因素如过热、极端干燥、异常寒冷或潮湿的条件以及紫外线等起到防护作用
- 应对机械应力的保护，如冲击、压力和使创面重新裂开、导致新形成的组织撕裂的运动
- 固定创面上的药物，如药膏或浸渍药物的纱布
- 加压作用，预防肿胀和瘢痕增生，如预防血栓形成
- 止血作用
- 吸收分泌物，防止组织软化并去除变性蛋白（一种在烧伤创面和脓液中发现的抗愈合物质）

足部敷料应用的正确方式：应该完全覆盖创面，但不给创面增加额外的压力，以防影响血液循环。根据患者的皮肤状况选择和准备敷料是非常重要的！例如，不应在皮肤薄如纸的患者身上贴敷膏药，因为它会损害皮肤。

锤状趾的存在会导致压力问题，需要额外的减压措施。

选择正确的敷料

必须根据现有的创面情况选择敷料，并满足以下要求：

- 吸收过多的创面分泌物
- 保持创面区域充分湿润
- 确保足够的气体流通
- 避免创面暴露在冷热环境下

- 必须是微生物无法渗透的
- 材料必须没有线头和杂质，并且在移除时不会对皮肤造成再次创伤

换药

- 必须在无菌条件下更换敷料
- 换药时必须始终坚持"无接触技术"，绝不徒手接触创面和敷料
- 若有多处创面需要处理，应先处理清洁创面，再处理污染创面，最后处理感染创面

创面敷料的额外要求

- 能促进创面愈合
- 不能粘在创面上
- 对患者来说，换药过程必须简单、快速、无痛
- 理想的材料应该是多功能的和经济实惠的

胶布

胶布可以将敷料、导管和插管固定在适当位置，不会直接接触皮肤。

常用胶布包括：

- 橡胶胶布
  - 粘接强度高
  - 从皮肤上移除时有疼痛感
  - 高温下易变形
  - 如 Leucoplast（普通的白色含氧化锌的橡皮膏）
- 聚丙烯酸酯胶布
  - 完全人工合成的胶粘复合物
  - 具有良好的皮肤相容性
  - 很少引起过敏反应
  - 耐老化、多孔、透气、透水
  - 如 Leukosilk（新型合成材料制成的胶布）

急救绷带

急救绷带是一种中央有柔软创面敷料垫的胶布。该衬垫由无菌纱布、纱布棉压缩材料、无纺布或合成材料组成。急救绷带常用于中小型创面的紧急治疗。

不同胶布的形状和大小

在脚趾区域使用胶布时，必须考虑以下事项：

脚趾长度不同或存在畸形时需要单独粘贴胶布！脚趾的背部区域比足底区域长。

当患者穿上或脱下袜子时，胶布必须完全覆盖需要保护的区域，不应磨损或滑脱。如有必要，必须加贴额外的固定胶带。

裁剪合适大小的胶布很重要。纱布敷料垫必须大于创面敷料，且绝对不能徒手触摸。裁剪好合适尺寸后，撕下保护膜，将创面敷料直接放在创面上。理想情况下，胶布的粘合部分应平滑地粘在皮肤上，没有褶皱（图4.1～4.17）。在创面上使用管状绷带作为敷料时，可以先剪一节管状绷带，长度为包扎脚趾长度的2倍，然后轻轻地将它覆盖在整个脚趾上。辅助的固定器（辅助管状绷带套上趾头的金属环）可以在不对创面施加压力的情况下固定绷带。将管状绷带在脚趾顶端上方旋转数圈，再将多余的绷带重新折回覆盖在脚趾上，用胶布轻轻地固定末端部分，或者根据材料的长度，将其绕脚踝一周固定，不要勒紧皮肤（图4.18～4.22）。

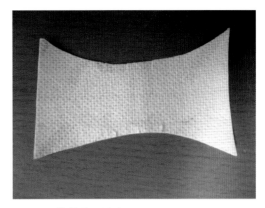

图 4.1 裁剪外层胶布

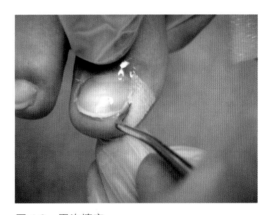

图 4.2 甲沟填塞

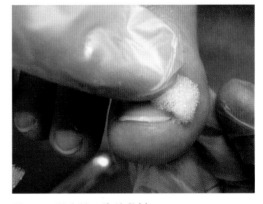

图 4.3 甲沟放置海绵敷料 1

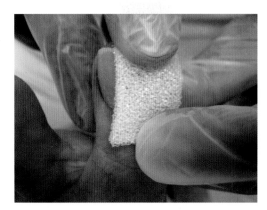

图 4.4　甲沟放置海绵敷料 2

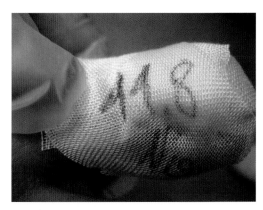

图 4.7　书写换药日期

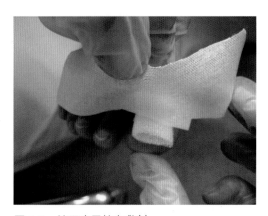

图 4.5　放置内层纱布敷料

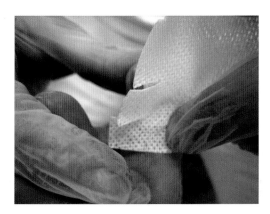

图 4.8　固定背侧敷料 1

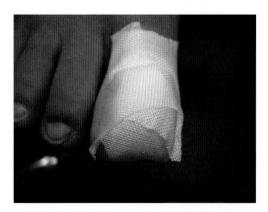

图 4.6　纱布包裹脚趾

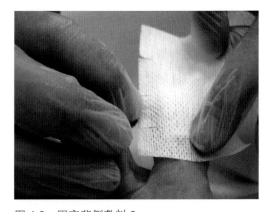

图 4.9　固定背侧敷料 2

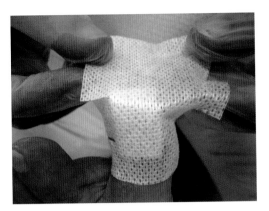

图 4.10 翻转覆盖脚趾远端

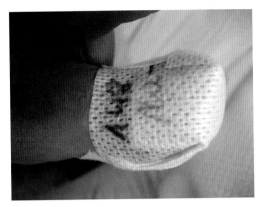

图 4.13 在敷料外层签字二

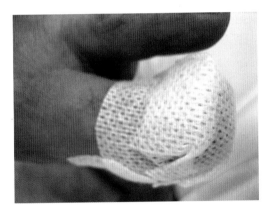

图 4.11 粘贴固定

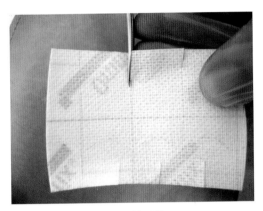

图 4.14 裁剪需要的敷料形状

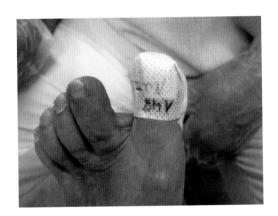

图 4.12 在敷料外层签字一

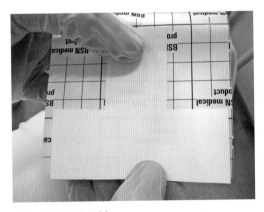

图 4.15 裁剪敷料

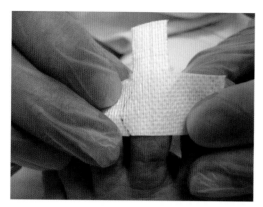

图 4.16　第 2 趾包扎

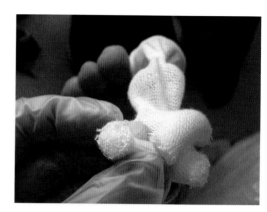

图 4.19　翻转网套

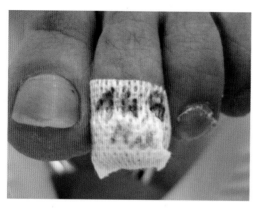

图 4.17　包扎后签名

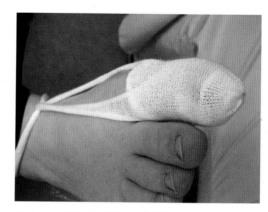

图 4.20　翻转固定网套于踝关节

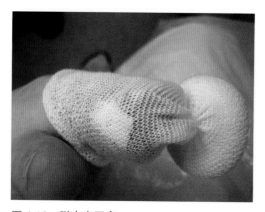

图 4.18　弹力套固定

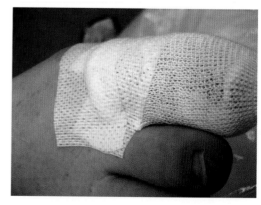

图 4.21　粘贴网套

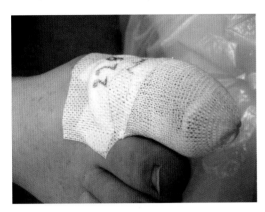

图 4.22 外层敷料签字

换药的准备工作和标准流程

- 准备操作区域（图 4.23）
- 关闭窗户，确保工作空间照明良好
- 确保患者舒适
- 将床或椅子调整到合适高度
- 手部清洁消毒
- 告知患者治疗流程
- 使用一次性手套
- 移除旧敷料并丢弃，然后仔细检查创面
- 再次消毒双手，根据需要戴上新的一次性手套

- 处理创面（如果是转诊患者，可能需在首诊医生指导下换药）
- 重新覆盖敷料
- 再次消毒双手
- 记录创面护理流程
- 对仪器进行适当的清洁、消毒
- 处理所有用过的材料
- 对工作区域进行消毒

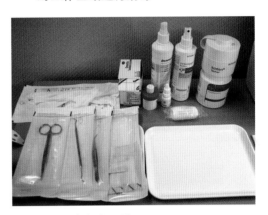

图 4.23 准备操作区域

译者：张江林　丁艾佳

甲矫正术

5.1 趾甲矫正的历史

orthonyxia（趾甲矫正）一词是由苏格兰足科医生 Ross Fraser 于 1960 年提出的。它是希腊语 onyx（甲）和 orthos（正确的，直的）的组合。

趾甲矫正是一种很好的疗法，可以避免部分和全部甲板拔除，可以快速地为患者缓解疼痛。该方法已被证实对多数患者疗效明确。

与外科手术相比，趾甲矫正具有以下优点：

- 可保护甲板和甲母质完整性
- 无瘢痕
- 疼痛轻微
- 适用范围广

趾甲矫正技术领域中最重要的里程碑（按时间顺序列出）如下：

1873 年，第 1 个钢丝矫正器，专利由 E.Stedman 申请。

1938 年，Rosenstein，甲板上两个孔，一根手术缝合线。

1946 年，Scholl，现在称 Duplex 双曲环矫正器。

1960 年，Gifford，包括三部分：两端的挂钩与中心弹簧。

1961 年，Fraser 1，单边挂钩。

1962 年，Fraser 2，双边挂钩。

1964 年，Waldmann，可被固定的两个塑料件矫正器。

1970 年，Kitzka，预制的 11～25 mm Fraser 矫正器。

1977 年，Gorkiewicz，无中心圆环的平直弹簧矫正器。

1980 年，法国版的 Fraser 矫正器。

1982 年，Erki-Technik，塑料挂钩和橡胶。

1982 年，Link-method，改进工具。

1983 年，Erkodent 制造趾甲义甲、Greppmayr 进行进一步发展。

1986 年，Rading，使用梯形钳用钢丝制作的 Fraser 矫正器。

1987 年，BS 矫正器（Stolz），塑料板。

1988 年，VHO-Osthold brace，由三件套钢丝组成。

1988 年，Glor，瑞士制纯金矫正器，软金丝，带大粘接面的半粘接矫正器。

1990 年，Golden 矫正器或 Goldstadt 矫正器（德国 Ruck 公司产品）。

1992 年，3TO 矫正器，三件套钢丝矫正器。

2006 年，ORa 矫正器（Brigitte Rathenow），两部件钢丝矫正器。

2007 年，Podofix 可调粘贴式矫正器（3TO）。

2010 年，CorectioTitan，日本矫正器，2012 年起在德国上市。

2010 年，SSO4U 矫正器，三部分弹簧矫正器，由 Gerlach 公司作为 GTO（Gerlach-Technik-Orthonyxie）矫正器销售。

2011 年，COMBIped®（康贝德），弹簧钢丝与粘贴矫正器的组合。

2012 年，BS 磁性材料涂层矫正器（可粘贴矫正器）。

2016 年，3TOPLUS+ 矫正器——由具有弹性记忆的金属丝制成，弯曲后可以恢复，给甲面一个舒展的拉力，让严重变形的甲板得到矫正。可以通过选择矫正丝的强度，给甲板施加足够的力，从而使甲板得到改善。越卷曲的甲板，越需要较高强度的矫正丝。

译者：曹忠昂

5.2　正确使用趾甲矫正器的建议

用肌效贴包住甲皱襞以配合矫正过程。将肌效贴的头端贴在甲皱襞的侧面，然后用力将肌效贴粘在趾腹上，在肌效贴末端再做粘贴固定。摩擦肌效贴以压实，确保其有强的粘贴力。肌效贴绝对不能贴在创面上。粘贴前患者不要洗澡，要注意足部保暖。

以下建议可以帮助测量钢丝矫正器端臂有困难的人：

在趾甲上贴上一层胶布，标记趾甲的侧边与 Ω 环、3TO 矫正器中心环的最高位置，然后将胶布贴在卡片上。这样可以很容易地测量矫正器端臂的长度（如果甲最高点不在正中间，可以同样做另外一边的测量）。别忘了再加上两边挂钩的长度。

为了练习弯曲臂端挂钩，在一张纸上画出不同的形状并尝试着从 Ω 环的圆环处开始弯曲，也可以试着从臂端挂钩处开始弯曲，但要注意臂端弯曲形态。

足科医生和患者保护

制作和安装趾甲矫正器时，需要佩戴护目镜、一次性手套和口罩，并要求患者戴上护目镜，以保护自己和患者在钳断钢丝时免受钢丝碎片的伤害。

安全须知

这种矫正治疗的目的是为嵌甲的患者提供帮助，重点是恢复趾甲的自然生长过程。

绝对不能让儿童触碰钢丝矫正器，因为钢丝的末端非常锋利，会造成严重伤害。务必将钢丝矫正器存放在儿童无法接触的容器中。

按照消毒的规范使用趾甲矫正器，并按照操作规范操作矫正器，避免错误使用。

矫正器应用禁忌证

- 甲真菌病（因甲板柔软，静态时将会受损）
- 甲分离 / 甲下血肿（趾甲矫正器会使得已分离的甲板加剧分离）
- 甲弯曲 / 肥厚（会导致异常厚的趾甲边缘松动，并可能引发甲分离）
- 脆甲症（形态问题）
- 甲裂症（形态问题）
- 甲营养不良，例如银屑病所致甲营养不良（形态问题）
- 患者依从性不足

译者：曹忠昂

5.3 Fraser 矫正器与 Ω 环

Fraser矫正器被认为是经典的甲矫正器。

1946 年，W.M.Scholl 博士所著的书籍《人类足部》中首次提到了一种由纯银制成的矫正器。该书由美国芝加哥的 Foot Specialist 出版公司出版。

1960 年，苏格兰的 Dundee 和 Ross Fraser 使该技术进一步发展。

1964 年，足科医生 Josef Greppmayr 在德国慕尼黑介绍了该技术。

材料

矫正器由 0.4 ～ 0.6 mm 粗的圆形不锈钢丝制成。

操作用物（部分见图 5.1）

- 圆柱钳
- 平头钳
- 断丝钳
- 固定钳或者持针器
- 锤子
- 圆边铁砧
- 锉刀仪
- 直径 0.4 mm 或 0.5 mm 钢丝，取决于趾甲的厚度（厚趾甲，0.5 mm；薄趾甲或普通趾甲，0.4 mm）
- 牙科调药盅
- 刮刀
- 印模材料
- 树脂材料
- 混合垫
- 甲沟填塞材料

作用机制

本矫正器为双端臂的钢丝甲矫正器（图 5.2 和图 5.3）。它影响甲的两侧或一侧。此矫正器允许单独调节矫正器两侧的弹性张力。通过 Ω 环产生的拉力，对双侧的臂端挂钩做功。杠杆之力可以由此发挥理想的作用，使得双侧、单侧发生形变的甲板，趋向于正常的曲度生长。此过程使甲床发生变化，可以防止继发性的损伤（比如甲分离）的发生，这样会取得较长期的效果。弹性拉力、甲板张力可以通过 Ω 环来调节。

指征

- 嵌甲
- 卷曲甲
- 胼胝

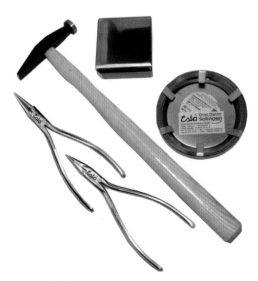

图 5.1 操作工具

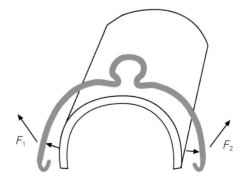

图 5.2 弹性拉力

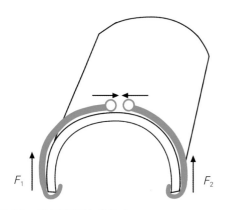

图 5.3 趾甲宽度上的拉力

图 5.2 和图 5.3 来源：Klaus Grünewald, Theorie der medizinischen Fußbehandlung，第 2 卷，第 3 版 .Verlag NeuerMerkur。

- 角化过度
- 甲沟区或甲板下鸡眼

附加禁忌证

- 甲沟炎（戴矫正器可能会引发剧烈的疼痛）

相对禁忌证

糖尿病患者或神经病变患者，无法感觉到矫正器的张力过大，从而影响创面正常愈合。

准备工作

如果甲皱襞发生感染，首先要治疗感染。一旦感染痊愈，用双头钩或其他适当的器械仔细、彻底地清除已有的角化组织或胼胝。为了尽快消除感染处疼痛，可先在趾甲上使用粘贴式矫正器，促进创面更快愈合。

制作过程如下。

阴性印模

印模一般使用缩合固化的硅树脂。将适量的有机硅与固化剂（根据制造商的规范）在一个混合垫上搅拌和匀。

根据固化时间，快速混合搅拌有机硅和固化剂，然后将压印材料涂抹在甲沟以及甲板上，充分覆盖甲板和甲周。在甲沟处使用抹刀有力度地压一下，使得甲沟的形状清晰印出。

一旦材料固化，小心地从甲板近端至远端，取下趾甲的印模。

阳性模型（图 5.4 ～ 5.14）

使用树脂复合物或石膏（容易断裂）制作甲板的阳性模型。

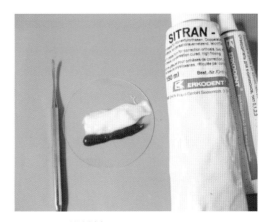

图 5.4 印模材料

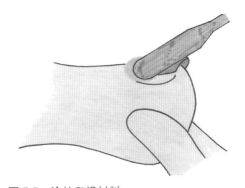

图 5.5 涂抹印模材料

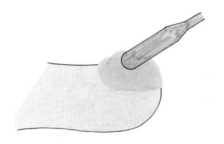

图 5.6　按压印模

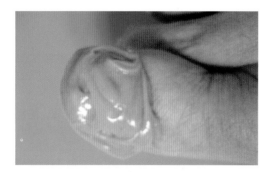

图 5.7　阴性印模的制备

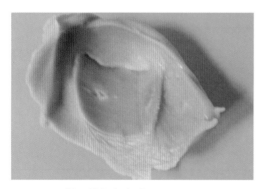

图 5.8　阴性印模制备完成

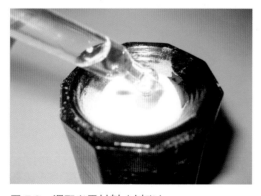

图 5.9　调配义甲材料（树脂）

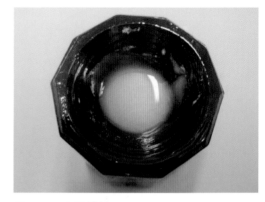

图 5.10　义甲材料

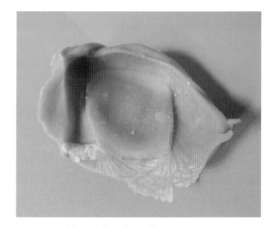

图 5.11　树脂填充阴性印模

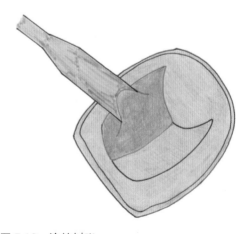

图 5.12　涂抹树脂

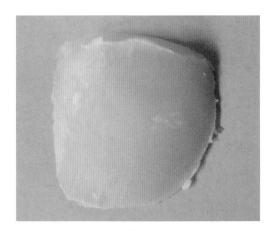

图 5.13 义甲制作完成

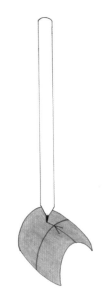

图 5.14 标记甲最高点的延长线

树脂材料义甲的制作

在一个清洁的牙科调药盅里混合树脂，使得它具有类似于蜂蜜的黏稠度。将材料倒入阴性印模中，用抹刀均匀填入形成义甲。

确保义甲厚度适中。义甲的厚度必须与天然趾甲的厚度相同。

为了防止变形，在甲从模具中取出义甲之前，树脂必须已经完全硬化。

矫正器的制作

用断丝钳从 0.5 mm 粗的钢丝上裁剪出约 5 cm 长的一段。

标记义甲弧度的最高点，并绘制过趾甲最高点至甲根部（近体端）的连线。本流程有助于 Ω 环（图 5.15）的正确定位。

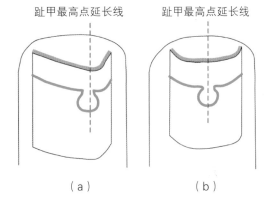

图 5.15 趾甲最高点位置示例

资料来源：Klaus Grünewald，Theorie der medizinischen Fußbehandlung，第 2 卷，第 3 版 . 2016 年，Verlag NeuerMerkur。

制作 Ω 环

1. 用圆柱钳固定钢丝中间，并将钢丝两侧向下弯曲（图 5.16 ～ 5.19）。

2. 将钢丝的两端交叉绕圆柱钳的一个圆柱形成第一个圆环（图 5.20、图 5.21）。

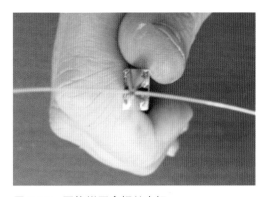

图 5.16 圆柱钳固定钢丝中间

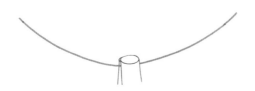

图 5.17　圆柱钳固定钢丝中间示意图

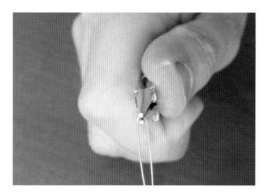

图 5.18　钢丝两侧向下弯曲

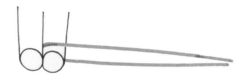

图 5.19　钢丝两侧向下弯曲示意图

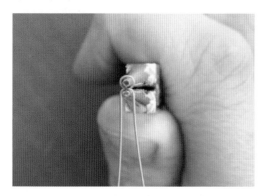

图 5.20　钢丝交叉缠绕形成第一个圆环

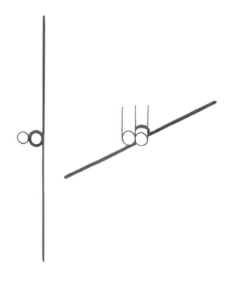

图 5.21　Ω 环形态

3. 圆柱钳从第一个圆环里退出，将没有围绕过钢丝的那根圆柱穿过第一个圆环并钳住，从而使退出的那根圆柱可以再次被钢丝围绕（图 5.22）。

4. 再次围绕圆柱钳交叉做圆环（图 5.23）。但是要注意，来自左边的或者来自右边的钢丝，都要重新回到自己的方向去，而从第一个钢丝的交叉处看，交叉钢丝的前后顺序照旧，前边的还在前边，后边的还在后边，以保证钢丝可以被平展拉开，这样就做成了 Ω 环（图 5.24 ～ 5.26）。

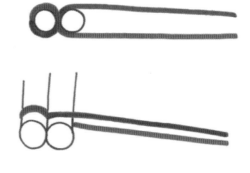

图 5.22　折弯过程

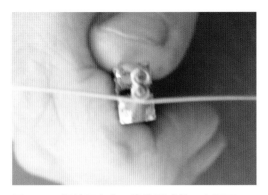

图 5.23 钢丝再次交叉缠绕形成第二个圆环

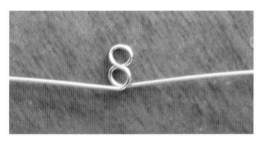

图 5.24 形成 "8" 字圆环

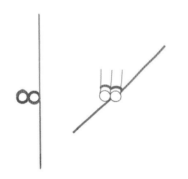

图 5.25 再次围绕圆柱钳交叉做圆环

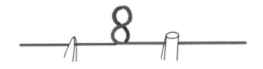

图 5.26 两侧牵拉打开第二个圆环

5. 用两把平头钳将 Ω 环拉开，直到两侧之间至少有一根钢丝宽度的空间（图 5.27 ～ 5.30）。

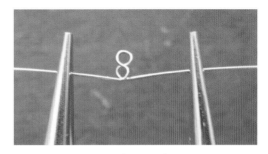

图 5.27 两把平头钳将 Ω 环拉开

图 5.28 两把平头钳将 Ω 环拉开示意图

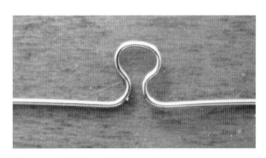

图 5.29 形成 Ω 形态

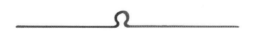

图 5.30 形成 Ω 形态示意图

6. 使用平头钳操作，使得 Ω 环与两个臂端呈垂直关系（图 5.31 ～ 5.36）。

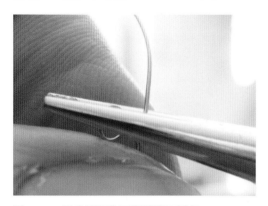

图 5.31　平头钳调整两侧端臂至平行

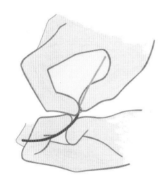

图 5.32　手动调整两侧端臂至同一平面

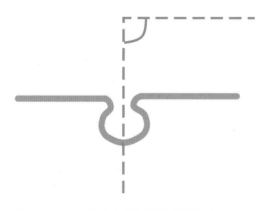

图 5.33　Ω 环的中心线与钢丝的两端垂直

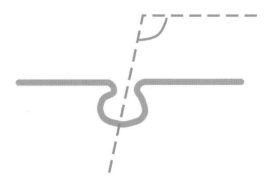

图 5.34　Ω 环的中心线与钢丝的两端不垂直

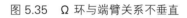

图 5.35　Ω 环与端臂关系不垂直

图 5.36　Ω 环正确的垂直对齐关系

7. 将矫正器放在义甲上，并将每一侧的钢丝剪短到所需的长度（图 5.37 ～ 5.40）。

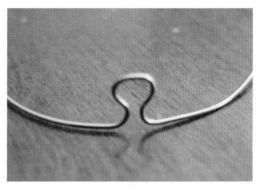

图 5.37　预折弯两侧端臂

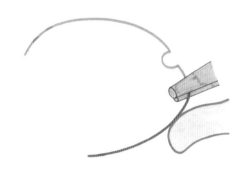

图 5.38　预折弯两侧端臂示意图

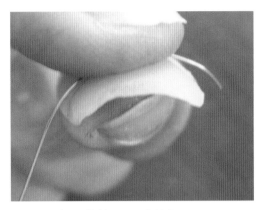

图 5.41　钢丝剪断到所需的长度

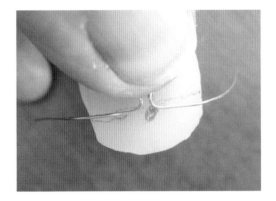

图 5.39　矫正器放在义甲上（上面观）

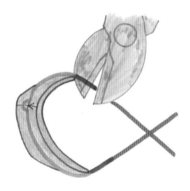

图 5.42　钢丝剪断到所需的长度示意图

9. 用固定钳钳住 Ω 环，将钢丝的两端锤平，以减少对甲皱襞的刺激（图 5.43 和图 5.44）。

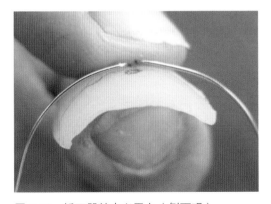

图 5.40　矫正器放在义甲上（侧面观）

8. 在钢丝两端各预留 2 mm 处钳断（图 5.41 和图 5.42）。

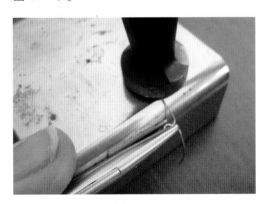

图 5.43　钢丝的两端锤平

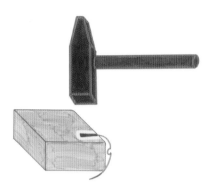

图 5.44　钢丝的两端锤平示意图

10. 用圆柱钳使 Ω 环两边的钢丝弯曲，直到它们紧密地、无张力地贴合在义甲上（图 5.45 和图 5.46）。

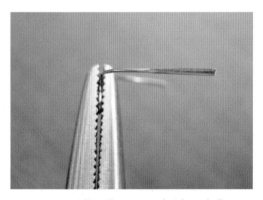

图 5.45　用圆柱钳使 Ω 环两边的钢丝弯曲

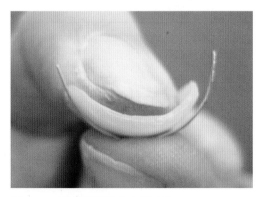

图 5.46　两侧端臂贴合义甲弧度

11. 用圆柱钳制作挂钩，要确保挂钩平行且对称（图 5.47 ～ 5.50）。

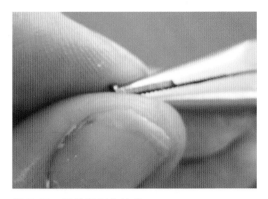

图 5.47　圆柱钳制作挂钩

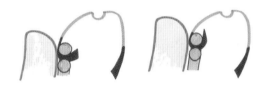

图 5.48　圆柱钳制作挂钩示意图

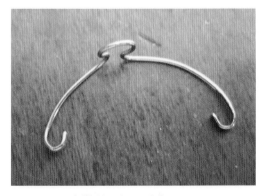

图 5.49　两侧挂钩平行且对称

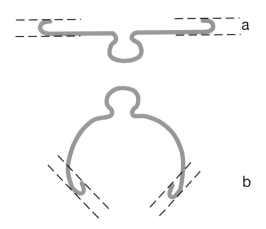

图 5.50 两侧挂钩的平行与对称示意图

资料来源: Klaus Grünewald, Theorie der mediz-inischen Fußbehandlung, 第 2 卷, 第 3 版 . 2016 年, Verlag NeuerMerkur。

12. 将矫正器放置在义甲上, 不要有张力 (图 5.51 ～ 5.55)。

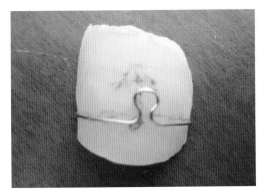

图 5.51 矫正器放置在义甲上

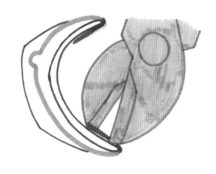

图 5.52 剪断多余钢丝

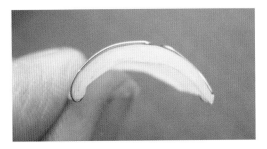

图 5.53 矫正器完全贴合义甲

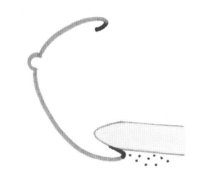

图 5.54 锉刀将挂钩打磨光滑

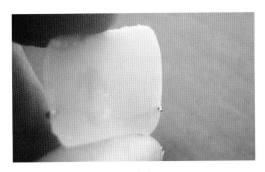

图 5.55 挂钩固定趾甲边缘

还可以使用特殊的圆柱钳或阶梯成形钳 (Rading) 制作 Ω 环 (图 5.56 和图 5.57)。 (译者注: 使用一次性成形钳制作的 Ω 环, 与使用圆柱钳制作的 Ω 环, 在矫正力度上有所不同)

安装和固定

确保甲皱襞没有锋利的边缘和过度角

化。不要修剪趾甲的边缘，也不要打薄甲板，因为这样会干扰趾甲的静力结构。

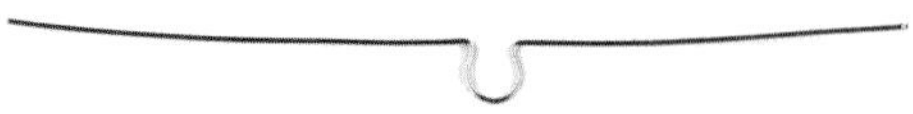

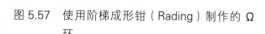

图 5.56　使用圆柱钳制作的 Ω 环

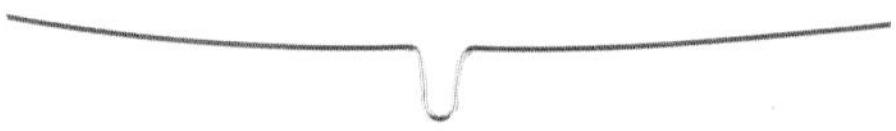

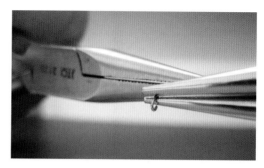

图 5.59　钳子激活钢丝

图 5.57　使用阶梯成形钳（Rading）制作的 Ω 环

将矫正器消毒后放在义甲上，以验证是否彼此贴合（图 5.58），然后拆下矫正器并用平头钳激活矫正器两侧。将钳子钳住钢丝被弯曲的最低处，并将钳口压在一起。这样该处的弧度会稍微减小（图 5.59）。激活 Ω 环的一个简单方法是用持针器夹住 Ω 环，然后用手指小心抬起端臂的一侧，但是不能超过一个挂钩的高度（图 5.60）。激活的程度必须根据趾甲的厚度来决定，以免造成趾甲的损伤（如甲分离和凹甲）。先从一侧开始激活，接着检查该侧是否合适。如果需要另外一侧也做激活处理，重复一次先前的做法（图 5.61）。

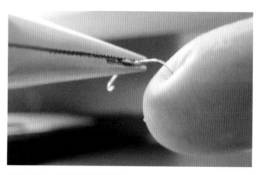

图 5.60　手指激活钢丝

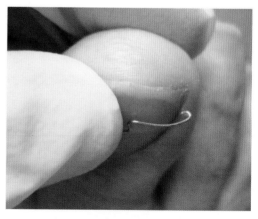

图 5.61　激活后的钢丝弧度

小心地将激活和消毒过的矫正器从甲远端向近端滑动安装到患者的甲板上。整个矫正器必须放置在趾甲的前三分之一处（图 5.62）。

确认矫正器没有对趾甲施加压力或张力，并且挂钩没有弄伤甲沟皮肤。

对甲沟做填塞处理，以保护甲沟。用丙

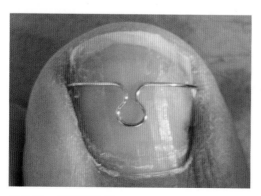

图 5.58　安装矫正器

酮去除趾甲上的任何油性物质。用丙烯酸类粘合剂、氰基丙烯酸酯或凝胶粘合剂固定 Ω 环。不要用粘合剂覆盖整个矫正器，这样会影响其功能。

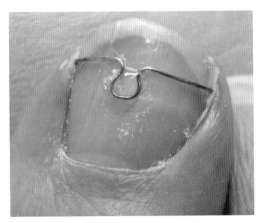

图 5.62　矫正器固定在趾甲前端三分之一处

重新激活

必须在 4 ～ 6 周后重新安装和再次激活矫正器。对于矫正器的重新安装，建议采用以下两种方法：

- 在不损坏钢丝的情况下小心地打磨掉粘合物，并用趾甲刀松开矫正器
- 用侧面切割头小心地分离粘合物，取下矫正器

去除余下的粘合物，重新调整矫正器，重新激活矫正器和再次消毒矫正器，然后再次安装到甲板上，最后做甲沟填塞。

治疗期

治疗期为 9 ～ 14 个月。在此期间，每隔 4 ～ 8 周矫正器要做重新调整和激活处理。

患者告知书

要向患者提供书面的信息告知。

译者：曹忠昂

5.4　所有三部件矫正器系统的物理原理

三部件矫正器的有效性基于物理作用力，如杠杆作用力、拉力、环的向心力和弹力。

拉力

挂在甲边缘的挂钩确保了拉力分布在整个甲板上。在矫正器端臂与过甲最高点的纵向轴呈 90° 时，拉力完全作用。如果不是这个角度，则力量减弱。

杠杆作用力

杠杆作用力使得侧边的甲板得以抬升。位于甲面、甲最高点（支点）上、旋扭的环通过矫正器长的端臂（力臂）产生拉力，对端臂（力臂）稍短的、弯曲的那一侧做拉抻。

环的向心力

要准确地定位中间圆环的位置，这样才能够在扭转中间钢丝的时候确保产生精准的拉力。

弹力

密封中心环的粘合剂会产生一个"凸起"，行走时会与鞋的顶部发生接触，从而对矫正器施加压力，矫正器被激活，即行走激活弹力。

译者：罗咏

5.5 3TO 矫正器

3TO 矫正器由三部件组成，由细的不锈钢丝制成。矫正器的两个端臂分别有挂钩勾住甲板的两端，它们通过中间的第三根钢丝，根据治疗情况，以不同力度旋捻成环，相向牵拉收紧，并被固定。

购买和使用这类矫正器，需要学习基础的入门课程（译者注：二学习班的费用等同于专利使用费）。

材料

一般采用各种直径的预成形的细弹性钢丝（图 5.63）。

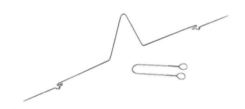

图 5.63　制作材料
来源：3TO

操作用物

- 预成形矫正器
- 中心环 =3TO 环
- 组合钳
- 剪切钳
- 持针器
- 旋捻钩
- 固定方法：凝胶法，义甲材料法，Unguisan 法（类同于义甲材料法）

有效性

它是一个可以立即实施操作的矫正器，

操作过程中患者几乎无痛感（译者注：区别于制作和安装 Ω 环时的疼痛感）。

三部件设计允许每一部分进行单独的安装。矫正器通过旋扭圆环起到相关激活作用。这需经患者同意后实施。

3TO 矫正器可即时缓解疼痛，前提是在使用前做好甲皱襞的准备。嵌甲很深时通常只能在矫正器抬高甲板后得到好转。这种矫正器非常受患者和医生的欢迎（图 5.64和图 5.65）。

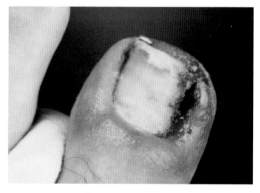

图 5.64　治疗前

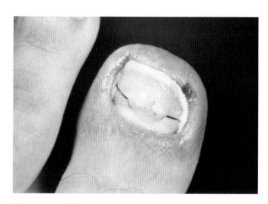

图 5.65　治疗 10 天后

适应证

- 卷曲甲
- 嵌甲
- 甲沟鸡眼
- 甲沟角质化

- 甲沟炎
- 肉芽组织

准备工作

在放置矫正器之前，用双头钩清理并消毒甲皱襞。即使趾甲有感染迹象或存在肉芽组织，也可以放置矫正器。但是，如果甲皱襞有化脓或肉芽组织形成的迹象，必须按照医生的要求进行适当的治疗。使用这款矫正器时无须制作甲模型。

矫正器准备

该矫正器由两个 0.4 mm 粗的预制弹力钢丝组件与中间环组装而成。可调整矫正器的两个钢丝端臂以适应任何趾甲的形状。通过弯曲钢丝末端制成小钩子，并将挂钩钩在甲的外侧边下（图 5.66）。

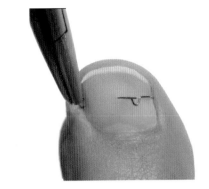

图 5.67 将两个矫正器部件钩挂到外侧甲缘

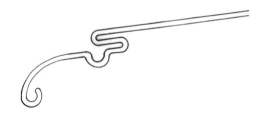

图 5.66 3TO 矫正器一侧形态

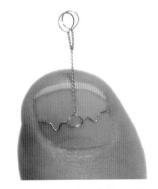

图 5.68 扭转中心环固定两侧矫正器

定位和固定（图 5.67 ～ 5.69）

小心地将两个矫正器部件钩挂到外侧甲缘上。用中心环连接两个部件，并用绕线钩旋紧。可以通过扭转中心环来控制每一侧的张力强度。调整矫正器的张力，直到患者感到甲皱襞处的压力和疼痛减轻。

剪除多余的钢丝组件，用义甲材料覆盖住中间的圆环，特别是钢丝的尖头。将已硬化的材料打磨光滑，使其兼具美观的同时，也不会刮蹭袜子。

最后，做甲沟的填塞，在甲沟处涂抹消炎药膏。

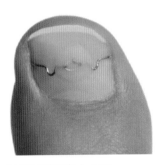

图 5.69 树脂材料固定中心环

并发症

重要的是张力不要调整得太紧，以免撕裂趾甲边缘或使甲板剥离。一旦发生这样的情况，必须立即重新操作，检查是否导致感染，并防止其扩散。

患者注意事项

· 必须每天晚上检查矫正器

· 如果趾甲疼痛、矫正器松动或出现其他问题，请咨询足科医生

· 在 1～3 天内找足科医生随诊

· 在 4～6 周内安排一次足科医生的随访，以重新定位和调整矫正器

译者：陈文盛

5.6 Ortogrip 矫正器

（制造商：Ruck GmbH）

材料

一种薄的预制弹性钢丝（有不同的强度可供选择）。

操作用物（部分见图 5.70）

· 预成形甲矫正器

· 中间圆环

· 圆形钳

· 尖嘴钳

· 侧切钳

· 旋捻刮刀

· 双头钩

· 硅胶混合碗

· 固定矫正器材料：义甲材料或者甲板修补材料，Unguisan（德国足部护理品牌"Allpresan"旗下的一个产品系列）和凝胶。

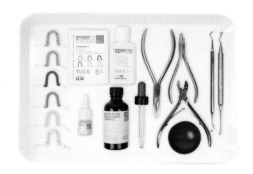

图 5.70 甲矫正器套装

有效性

它是一个可以立即使用的矫正器，操作过程中患者几乎无痛感（译者注：区别于制作和安装 Ω 环时的疼痛感）。

三部件设计允许每个部件单独安装。矫正器通过连接环起到相关作用。

Ortogrip 矫正器可即刻缓解疼痛，前提是在使用前做好甲皱襞的准备。嵌甲很深时通常只能在矫正器抬高趾甲后得到好转。这种矫正器很受患者和医生的欢迎。

适应证
- 卷曲甲
- 嵌甲
- 甲沟鸡眼
- 甲沟角质化
- 甲沟炎
- 肉芽组织

准备工作（图 5.71）
用合适的空心刀片和双头钩清洁甲皱襞，清除向趾甲内生长的甲碎屑。为了更大的黏性，要将甲板表面粗糙化，并用防油脂溶液清洁。

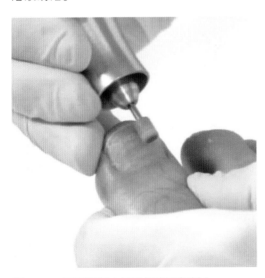

图 5.71　打磨趾甲（使甲板表面粗糙）

甲沟填塞（图 5.72）
为了扩展甲皱襞，填入 Copoline（用于甲沟填塞的纤维素棉）或 Ligasano 白色敷料，涂抹 Peclavus（德国足部护理品牌名）预处理（涂抹时间为 5 ～ 8 分钟），以防止甲皱襞受到刺激。

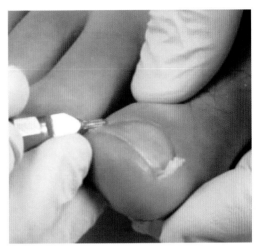

图 5.72　甲沟填塞

矫正器的准备（图 5.73）
测量并确定矫正器的尺寸：重要的选择标准是作用部分的长度（弧顶长度）和钢丝的直径。注意下面的规律：弧顶长度越长，趾甲越宽；钢丝越粗，可以施加的力就越大。

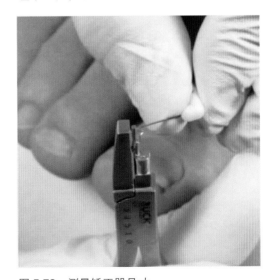

图 5.73　测量矫正器尺寸

挂钩的准备（图 5.74）

折弯钩，如果必要，使用甲锉磨掉钢丝尾刺，清除填塞物。

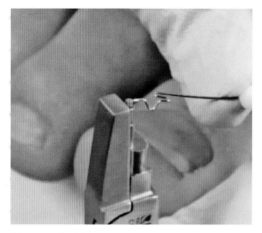

图 5.74　折弯钩

定位和固定（图 5.75）

先将矫正器的一侧插入甲皱襞，矫正器（Ｖ形）的弧顶必须始终面向患者。用甲沟填塞物固定矫正器的末端，并用粘合剂固定矫正器的弧顶。用侧切钳剪断矫正器钢丝处的塑料托（用拇指按住钢丝），在另一边重复同样操作。在这种情况下，不需要使用粘合剂，不要剪断同侧钢丝。

循环应用（图 5.76）

用尖嘴钳调整矫正器两侧钢丝组件之间的间距。

将绕线钩钩入弯曲的组件中（钢丝末端必须朝上）。将绕线钩放置在两个环中，使两个端臂侧件连接起来。顺时针转动，这将确保张力分布均匀。绕线扭转到两到三个圈时切断绞合的线圈。

固定（图 5.77）

将所有突出的钢丝剪得尽可能短。在配

料盅里混合丙烯酸粉末与固化剂液体（手感温热），直到它具有奶油般的稠度。用抹刀将混合物涂在钢丝圆环处，直到形成一个完全覆盖钢丝端部的"纽扣"。如果需要的话，再涂一点固化剂来塑造纽扣的形状。工作完成后立即清洗配料盅和抹刀。

矫正器的调整（图 5.78 和图 5.79）

用一个新的 Peclavus 浸泡后处理的甲沟填塞物替换一个污渍的填塞物，可起到减轻和舒缓疼痛的效果。

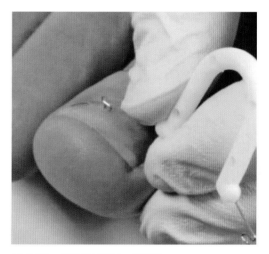

图 5.75　矫正器固定一侧甲沟

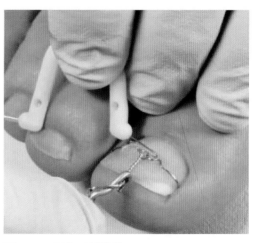

图 5.76　固定两侧端臂

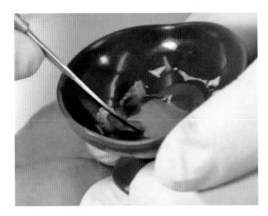

图 5.77　调配固化剂

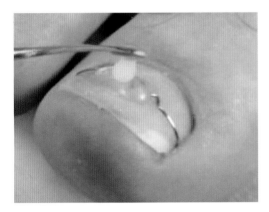

图 5.78　固定矫正器

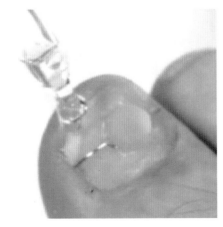

图 5.79　替换填塞物

图 5.71 ～ 5.79 资料来源：Ortogrip 甲矫正器的使用安装过程。照片源自 RUCK 公司 Ortogrip-Anwendungsbroschüre der Fa.RUCK

甲沟填塞的三个步骤

Copoline 填塞物的应用，对确保治疗成功非常重要。它可以扩大甲皱襞，防止刺激性粘合材料的残留，如果用之前用 Peclavus 浸泡，有缓解疼痛和舒缓的效果。

为预防矫正器并发症的发生，甲沟填塞可以分为以下三个步骤：

1. 预操作的填塞应用

扩大甲皱襞和用 Peclavus 预处理剂浸泡，能减轻和舒缓疼痛。

2. 操作中填塞的应用

可以保护甲皱襞免受粘合材料残留的影响，并起到固定的辅助作用。

3. 操作后的填塞应用

可辅助固定支撑器末端零件，保护甲皱襞，并可通过涂抹 Peclavus AntiMyx 银制品促进愈合。

甲沟填塞的两个功能（图 5.80）

1. 传统的填塞作用是附着酊剂和药膏。

2. 填充物填塞增加了矫正器的杠杆作用。

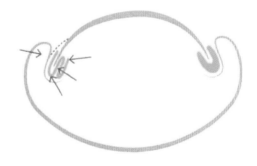

图 5.80　甲沟填塞示意图

并发症

重要的是矫正器的中间环不能调整得太紧，以免撕裂趾甲边缘或造成甲分离。一旦

127

发生这样的情况，必须立即重新操作，控制现有的感染。

患者注意事项

- 必须每天晚上检查矫正器
- 如果感到疼痛、矫正器有松动或出现其他问题，请尽快咨询医生
- 在 1～3 天内找足科医生复查
- 在 4～6 周内安排一次足科医生的随访，以重新定位和调整矫正器

> **病历的书写是必须的。**

译者：陈文盛

5.7 SSO4U 矫正器

（制造商：MCI medical care instruments UG）

SSO4U 矫正器常用于嵌甲的矫正，以矫正甲板的形状。它可以暂时缓解或消除疼痛，从而避免因此而进行的痛苦的外科手术。

与采用外科手术的情况相反，使用这种矫正器不需要患者请病假。此矫正器为非无菌性器械，仅供一次性使用。

它是由一根细弹力钢丝制成的。两侧末端的小固定钩分别钩在趾甲的两个侧缘并加以固定，然后根据所需的拉力通过中心环旋紧。

购买和使用此矫正器前要求学习相应的入门课程。学习费用等同于专利使用费。

材料
具有不同强度中心环的预先成型细钢丝。

操作用物
- 矫正钢丝
- U 形环
- 夹持钳
- 弯曲钳
- 弯钩器
- 侧切钳
- 旋捻钩
- 手套和 2 副护目镜
- 打磨头

指征
- 卷曲甲
- 嵌甲
- 甲沟鸡眼
- 甲沟角质化
- 甲沟炎
- 肉芽组织

准备工作

确保医生和患者在剪断矫正器钢丝之前戴上护目镜，以保护眼睛，或者用手掌遮挡。

确保矫正的每一侧与趾甲的外形贴合。以趾甲的最高点作为参照，确定矫正器两端的长度。两个钢丝臂端之间留大约 5 mm 的间隙，以确保有足够的空间留给中间环。

趾甲的最高点并不总是甲板的中心。这意味着矫正器的两臂端有不同的长度。

旋紧套环，直到患者感觉到轻微的张力，然后固定矫正器，施加的力度不应引起疼痛。需要不断询问患者的感受。

矫正操作的准备

用弯曲钳将钢丝末端弯曲 180°，这一步是为将小钩钩在趾甲下面做准备。

图 5.81 显示了钢丝的弯曲。剪掉不需要的钢丝，并确保钩子上没有留下锋利的碎屑（图 5.82）。

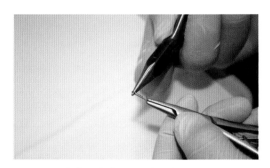

图 5.81 弯曲钳将钢丝末端弯曲 180°

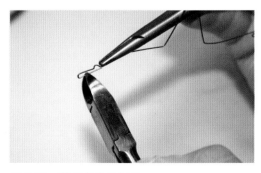

图 5.82 剪掉多余的钢丝

确保钢丝与趾甲表面的弧度相适应。用拇指将钢丝压在圆锥形 MCI 绕钩的圆形手柄上。这将在钢丝上创造一个很好的曲率。

在将钩子插入趾甲下面之前，用打磨头或金属锉将锋利的钢丝修整光滑。

定位

小心地将准备好的钢丝的一端钩在趾甲下面，并将剩余的钢丝与钢丝曲环对齐，使小钩指向前方，曲环指向甲床。

用侧切钳切断 S 曲线后面不需要的钢丝，留下剩余的钢丝。

图 5.83 显示了放置了第一根钢丝后的效果。放置另外一根钢丝时重复前面的步骤。

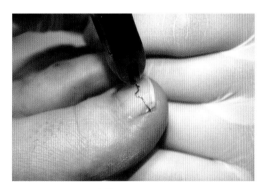

图 5.83 放置一侧钢丝

这两根钢丝臂端应该与曲环对齐到趾甲的中心（参照点是趾甲的最高点），并且它们之间应该有 5 mm 的间隙。

通过将 U 形环放置在每根钢丝的 S 曲线中，将两根钢丝与 U 形环连接起来。

用旋捻钩扣住线环。

注意：施加合适的力度，不要旋得太紧（图 5.84）！

用拇指和食指一起按压两条 S 曲线，在甲面形成一定的张力。再用另一只手顺时针旋转中间线环，直到患者只感觉到钢丝的张力而患处没有疼痛感为度。

将突出的 S 曲线组件和不需要的线环组

件剪掉。

图 5.85 显示了钳断所有突出组件后的最终结果。

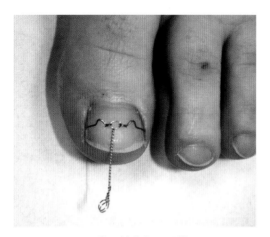

图 5.84　显示了线环被拧紧后的效果

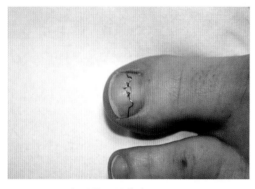

图 5.85　固定后的最终状态

然后用光固化甲蓝光凝胶和 LED 灯固封中心环。

最后，在两个甲皱襞处使用 Ligasano 或棉质纱布做甲沟填塞。

患者注意事项
- 每天晚上必须检查甲矫正器
- 如果出现疼痛、甲矫正器松动或其他问题，请咨询医生
- 在 1～3 天内找足科医生复查
- 在 4～6 周内安排一次足科医生的随访，

以重新定位、调整矫正器

> **病历的书写是必须的。**

译者：陈文盛

5.8 VHO–Osthold 矫正器

VHO（virtuose human orthonyx-ie）–Osthold brace perfect 最初由 Elvira Osthold 女士发明，名称为 VHO–Osthold brace，并于 1992 年获得专利。这种矫正器已经显示了三部件矫正器的基本特点。一开始，它是一个简单的钢丝矫正器，必须手工成形。现经过多年的改进和发展，成了一个模块化的系统，在 2001 年获得了专利，称为 VHO–Osthold brace perfect。矫正器由细弹性钢丝制成。两根钢丝臂端分别钩在趾甲下，两根钢丝间通过一个中心环连接，该中心环可以旋紧，直到达到适当的张力为止。

购买和使用此矫正器前要求学习相关入门课程。

材料

一根直径不同的细的预成形的弹性钢丝（图 5.86 和图 5.87）。

操作用物（部分见图 5.88）

- 预制的矫正钢丝（小号、中号、大号）
- 不同直径的中间环
- 长鼻钳

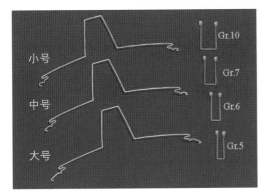

图 5.86　不同型号的预成形钢丝

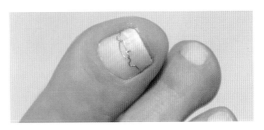

图 5.87　安装后的形态

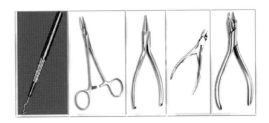

图 5.88　操作工具

- 侧切钳
- 尖嘴钳，圆头钳
- 旋捻钩，双头钩
- 固定材料: 义甲材料或者甲板修补材料，Unguisan 和凝胶

功能和原理（图 5.89）

- 将两个线钩组件放置在趾甲下，这是个无痛的过程
- 于趾甲中心两侧组件的间隙用预制环连接，然后使用旋捻钩旋紧，直到达到预期的张力

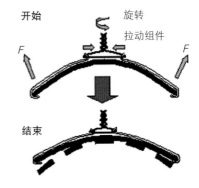

图 5.89　功能和原理

- 所施加的力抬升了炎症趾甲的侧缘，从而能立即缓解疼痛

指征

- 卷曲甲
- 嵌甲
- 甲沟鸡眼
- 甲沟角质化
- 甲沟炎
- 肉芽组织

准备工作

- 用双头钩检查甲皱襞，确定矫正器的放置位置
- 用许可的消毒剂对矫正器部件进行消毒
- 即使甲周有感染迹象或存在肉芽组织，也可以放置矫正器
- 如果甲皱襞有化脓或肉芽组织的迹象，必须按照医生的要求进行适当的治疗
- 不需要制作甲模型

矫正器的安装和操作准备

矫正器由两个钢丝端臂（a 和 b）和一个环（零件 c）组成（图 5.90）。矫正器主体钢丝采用优质的 0.3 mm、0.4 mm 和 0.5 mm 粗的弹性钢丝制成。中间环由较软的不锈钢丝（0.3 mm 和 0.4 mm）制成（图 5.91）。

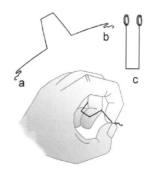

图 5.90　矫正器组件

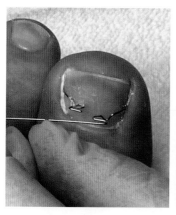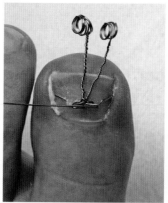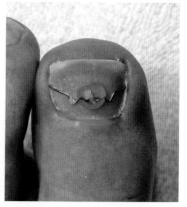

图 5.91　安装矫正器

定位固定

将第一个钢丝端臂放置在未感染或者感染较轻的甲侧，并剪至合适的长度（图 5.92），在另一边重复。矫正器中心的"手柄"允许足科医生以非常灵敏的方式进行旋捻，从而不会给患者造成任何痛苦。

放置中间环并用一个旋捻钩旋转它，矫正器的三个部件就会连接在一起，所形成的杠杆力将趾甲边缘从发炎区域抬起，从而缓解压力和疼痛感（图 5.93 和图 5.94）。

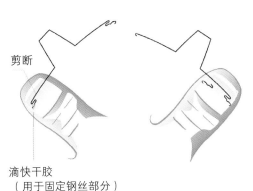

剪断

滴快干胶
（用于固定钢丝部分）

图 5.92　安装两侧矫正器

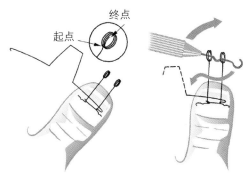

起点　　终点

图 5.93　安放中间环

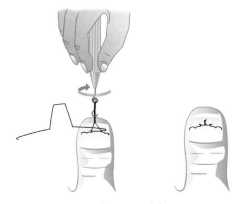

图 5.94　顺时针旋转收紧中间环

钳断所有突出的钢丝和线环组件，用义甲复合物覆盖中间环线，以保护袜子和毯子不被刮蹭，同时具有美观效应（图 5.95）。

在严重感染的治疗初期，不要用义甲复合物固定矫正器，而应采用敷料和绷带包扎足趾。这样患者下一次随访时可取下矫正器。

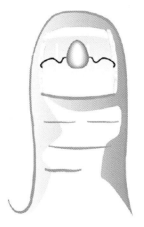

图 5.95　固定矫正器

并发症

重要的是张力不要调整得太紧，以免撕裂趾甲边缘或引发甲分离。在有感染的情况下，要及时复诊，控制感染。

患者注意事项

- 必须每天晚上检查矫正器
- 如果感到疼痛、矫正器松动或出现其他问题，请尽快咨询医生
- 急症患者需在 1～2 天内到足科医生处复诊，不然需在 4～6 周内再复诊
- 在 4～6 周内安排一次足科医生的随访，以重新定位和调整矫正器

译者：陈文盛

133

5.9 ORa 矫正器

本节的所有图像都由 Brigitte Rathenow 提供，她是该矫正器的发明者。

材料

不锈钢弹性钢丝。左侧和右侧直径分别为 0.3 mm 和 0.4 mm（图 5.96 和图 5.97）。

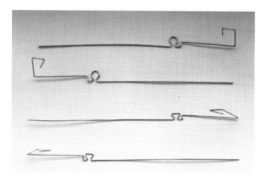

图 5.96　矫正器

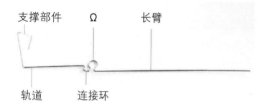

图 5.97　矫正器的不同部分

操作用物（图 5.98 和图 5.99）

· 带孔的平口钳

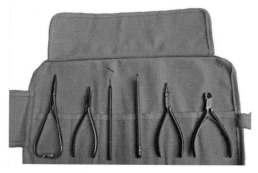

图 5.98　专业器械套装

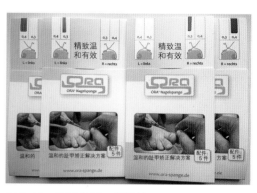

图 5.99　不同的矫正器设计

· 圆钳和圆头钳
· 持针器
· 侧切钳
· 左 / 右撑杆钩

适应证

· 两侧嵌甲

首先，将矫正器的一侧固定在趾甲的左侧或右侧。调整好每一侧的钢丝长度（以单个至三个趾甲厚度为标准）后，放置另外一侧矫正器。如有必要，通过缩短矫正器的两侧钢丝长度来增加矫正器的张力。

两侧钢丝不得超过单线钢丝直径的三倍（1.2 mm）（图 5.100 ～ 5.108）。

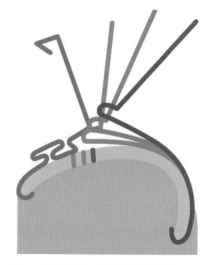

图 5.100　不同规格的矫正器矫正图示

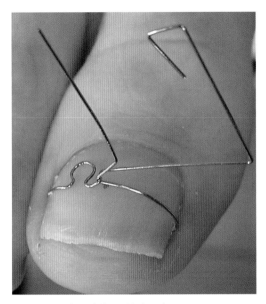

图 5.101 将两侧钢丝钩在一起

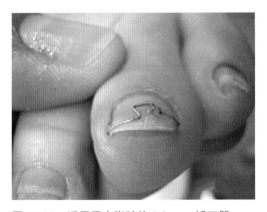

图 5.102 适用于小脚趾的 0.3 mm 矫正器

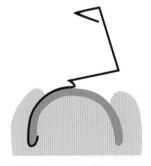

图 5.103 将矫正器一侧固定

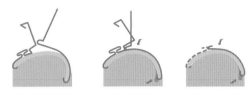

图 5.104 单面矫正器

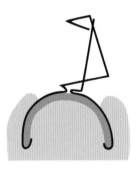

图 5.105 旋转两侧端臂

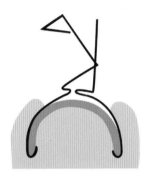

图 5.106 交叉两侧端臂

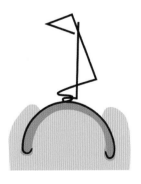

图 5.107 两端端臂交叉形成固定

图 5.108　剪断多余钢丝并固定

- 一侧嵌甲

　　首先将矫正器的一侧固定在健康的趾甲边缘，尽可能短。连接点——矫正器两边挂钩钩在一起的点，位于甲板不受嵌甲影响的一侧。照例安装第二根钢丝并将其挂到嵌入甲的边缘。这根钢丝用于启动甲板矫正的过程。第二根钢丝越长，矫正力在趾甲上分布的面积越大（图 5.109 ～ 5.114）。

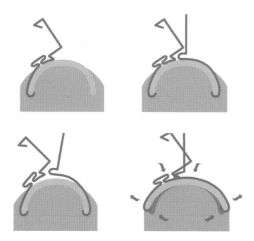

图 5.109　安装矫正器，启动甲板矫正的过程

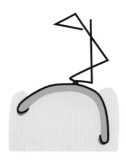

图 5.110　安装双侧矫正器

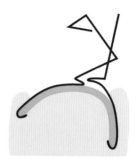

图 5.111　交叉固定矫正器

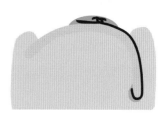

图 5.112　固定矫正器并去除健侧挂钩

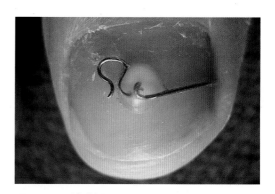

图 5.113　单边矫正器

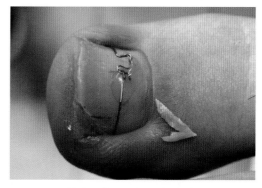

图 5.114　其中一侧趾甲被切断后矫正器的应用

急性炎症期使用的矫正器

这种矫正器适用于剧烈疼痛的趾甲，因为它可以迅速、无压力地操作。开放性的两部分设计形式可精准用于趾甲的病患区域，矫正器的激活很容易。它提供即时止痛，很快缓解甲皱襞区域的压力。而深层的甲皱襞问题，通常要等到矫正器抬起嵌入的甲板之后才有所改善。

由于它的有效性和无痛性，此种矫正器易于被医生和患者接受（图 5.114）。

指征

- 卷曲甲
- 嵌甲
- 甲沟鸡眼
- 甲沟角质化
- 甲沟炎
- 肉芽组织

相对禁忌证

- 甲弯曲 / 甲肥厚（甲过厚导致矫正器松动，可引发甲分离）
- 脆甲（静态问题）
- 甲裂症（静态问题）
- 甲营养不良（如银屑病甲）

在应用矫正器之前，足部其他疾病的治疗是有必要的。

准备工作

- 对趾甲进行消毒、清洁、干燥处理
- 检查是否有角质化和（或）嵌甲（甲碎屑）
- 用皮肤钳、角锉、双头钩去除甲皱襞的角质和碎屑并涂抹蜂胶
- 消毒肉芽组织，用酊剂湿润甲沟
- 填充甲沟，缓解甲皱襞的压力与摩擦

矫正器操作准备

通过包装上的图片选择正确的矫正器。例如，如果趾甲的疼痛发生在操作者的左侧，则选择橙色包里的左侧矫正器。将带圆环的矫正器一侧放置在趾甲侧缘，与趾甲疼痛的一侧相对，即右侧。

定位固定

定位矫正器的一侧：用持针器固定带有圆环的矫正器。用手预弯钢丝，用侧切钳剪断并用平口钳塑造一个小弯钩。用圆头钳弯曲短段以适应趾甲的形状。将小弯钩钩入侧甲缘，转动 45° 后这根钢丝就与趾甲表面齐平。可以根据现有的趾甲情况调整张力，可在趾甲上标记一个小点。离第一根钢丝的末端越近，长度的差异就越小，因此，所需的拉力越小（图 5.115 ～ 5.117）。

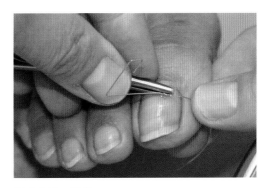

图 5.115　准备

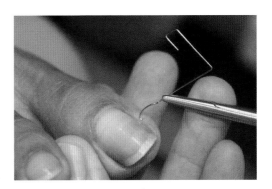

图 5.116　将小弯钩钩入侧甲缘

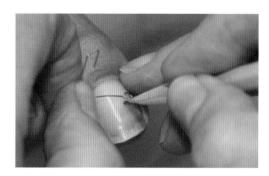

图 5.117 标记趾甲

定位矫正器的另一侧：将第一根钢丝钳下的余料用于矫正器的另一侧。准备好钢丝，尽可能靠近并将其钩在有问题的趾甲侧缘。当钢丝超过标记点时用平口钳将钢丝弯曲到标记点上，形成紧密的连接环。

然后激活第二根钢丝，使一侧钢丝弯曲的深度是甲板厚度的 1 ～ 3 倍（图 5.118 和图 5.119）。

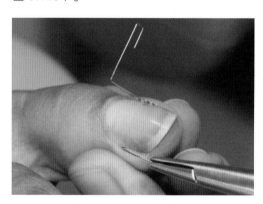

图 5.118 弯曲钢丝

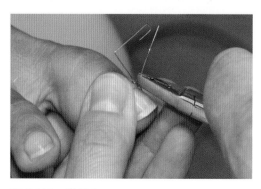

图 5.119 激活 1

将两个矫正器部件钩在一起，不要牵拉。用手指将激活侧按压在甲板上，再从前面通过两根钢丝的连接环拉动弹性圆环，矫正器就被激活了（图 5.120）。钳断突出的钢丝并用树脂固定。一旦树脂变硬，将它磨平。

将 Ligasano 填塞物填入甲皱襞（图 5.121）。

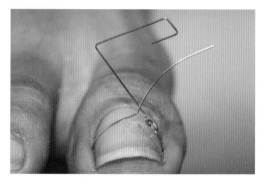

图 5.120 激活 2

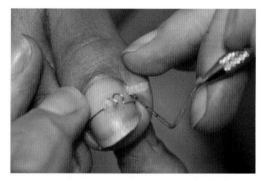

（a）

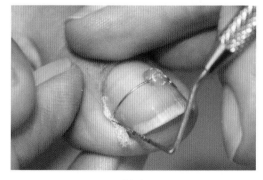

（b）

图 5.121 填塞甲沟

患者注意事项

- 必须每天晚上检查矫正器
- 如果疼痛、矫正器松动或出现其他问题，请咨询足科医生
- 1～2 天内找足科医生复诊
- 矫正器在趾甲上留置 3～12 周，其间趾甲在不断生长。矫正器钢丝一旦到达远端的趾甲边缘，必须进行调整，并可能需要更换（具体取决于趾甲的情况）

译者：陈文盛

5.10 Corectio 钛矫正器

这种由两部分组成的金属丝矫正器源于日本。因为钩子已经预先成形，所以它很容易应用。由于金属丝表面已经过特殊的处理，因此没有必要对金属丝的尖端进行平滑处理。它的圆形套结是百分之百安全的。稳定性高是它的另一个优势，与其他需要两根或三根金属丝连接的矫正器设计相比，Corectio 矫正器是一体的且只有在拉得太紧时才有松动的风险（很少出现）。这款日本制造的产品最有价值的特点是高质量的做工和软硬金属丝的特殊焊接工艺。

特殊加工的金属丝可防止损伤趾甲边缘。钛涂层不会引起刺激。钛通常用于侵入性外科手术，如人工关节手术。因此，钛适合容易过敏的患者。

矫正器供一次性使用。

工作材料（图 5.122 和图 5.123）

有三种设计可供选择：

- Corectio 普通钛：基础矫正器（矫正器顶部金属丝直径 0.3 mm）
- Corectio 硬质钛：适用于坚硬的趾甲（矫正器顶部金属丝直径 0.4 mm）
- Corectio 宽钛：适用于宽、厚、严重卷曲的趾甲（矫正器顶部金属丝直径 0.4 mm）。"硬"和"宽"可以见于同一趾甲上

操作用物

- 夹持钳
- 卷绕钩
- 圆头钳
- 固定剂：凝胶、Onycholit、Unguisan、趾甲胶

效果（图 5.124）

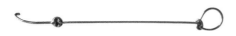

图 5.122　矫正器

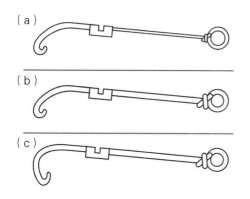

图 5.123　矫正器不同弧度型号

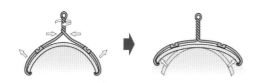

图 5.124　作用机制

适应证

- 嵌甲
- 卷曲甲
- 胼胝
- 甲沟角化过度
- 甲沟内或甲板下的鸡眼

禁忌证

- 甲沟炎（应用矫正器可能会使患者感觉很痛）

条件禁忌证

- 糖尿病或神经病变。患者感觉不到矫正器的张力是否太紧，伤口的愈合会因此受到影响

准备工作

如果甲皱襞被感染，必须先与内分泌医生协商治疗感染。一旦感染痊愈，用刮匙或其他适当的器械仔细探查甲皱襞。在不损伤该区域组织的前提下，彻底清除过度角化组织。

图 5.125（1～8）显示了 Corectio 钛矫正器的定位。

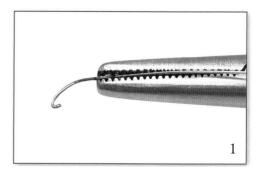

1

趾甲准备好后，用夹持钳夹持矫正器，使矫正器挂钩朝下。确保操作者可以夹持矫正器上的部分金属丝，并用手指支撑住金属丝。

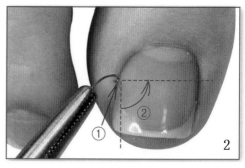

2

1. 检查挂钩的长度使之与趾甲贴合，如果有必要，用圆头钳进行调整。

矫正器是预弯的，但可以根据需要塑形（图 5.126）。应用于小趾甲（儿童趾甲）时，尖端必须剪断并重新弯曲。

2.将挂钩钩在趾甲的近端三分之一的位置，与趾甲的侧方成一个角度，然后将金属丝向趾甲中心旋转90°。

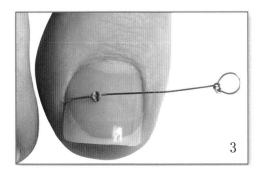

将钳子放在侧面，将矫正器放在趾甲上，用手指向下按压固定矫正器，同时垂直向上弯曲金属丝。

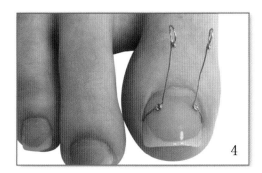

对趾甲另一侧的第二个矫正器，重复1～3的步骤（图5.127）。

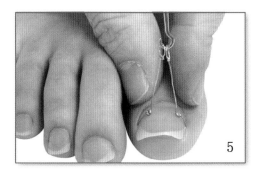

用手指将两个矫正器固定在甲板上，用卷绕钩将两根金属环卷绕在甲板中心，确保金属丝指向上方。确保在趾甲表面连接金属丝的中心留取一定的间隙，以防止断裂。

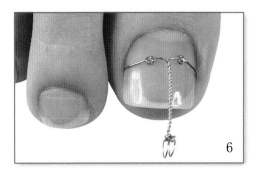

将金属丝拧成一条直线，将卷绕好的金属丝向趾甲远端弯曲，使其位于趾甲表面的远端，并扭转，直到矫正器的两侧都拧紧。检查张力是否合适，若张力偏小，通过将金属丝多卷绕几圈来施加更大的张力。

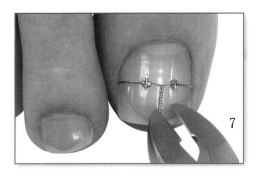

剪断多余的金属丝，并用脱脂溶液清洗趾甲表面。

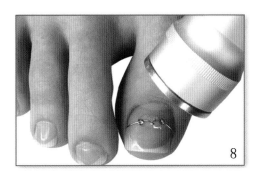

用蓝光凝胶将矫正器固定在趾甲表面，并用蓝光固化约20秒。涂抹趾甲胶或Unguisan做固定处理。

图 5.125　Corectio 钛矫正器的定位安装

141

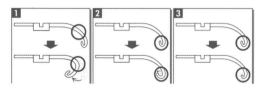

图 5.126　矫正器预折弯弧度

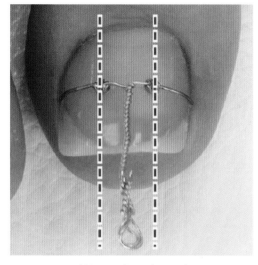

图 5.127　两侧矫正器钢丝缠绕固定

并发症

　　如果施加的张力太大，可导致趾甲断裂或与甲床剥离。卷绕钩的中心必须指向趾甲的远端，从而防止甲板下鸡眼的形成。

患者的注意事项

- 必须每天晚上检查矫正器
- 如果趾甲疼痛、矫正器松动或出现其他问题，请咨询足科医生
- 1 ～ 2 天内联系足科医生复诊

　　全部 Corectio 钛矫正器图片均由 Reflepro 提供。

译者：王高明

5.11　组合矫正器

　　这种矫正器是弹簧钢丝和粘贴矫正器的组合（图 5.128）。用于矫正畸形、疼痛、向内生长和卷曲的趾甲，适用于单侧或双侧趾甲，效果良好。它的设计允许单侧应用金属丝矫正器。

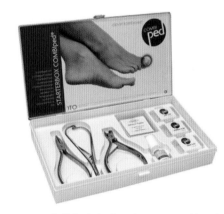

图 5.128　套装组合包含所有必需的器械和产品

材料（部分见图 5.129 ～ 5.131）

- 三种不同直径的矫正器
- 带刷子的胶粘剂
- 清洁趾甲和矫正器的酒精拭子
- 断丝钳
- 夹持钳
- 组合弯曲钳

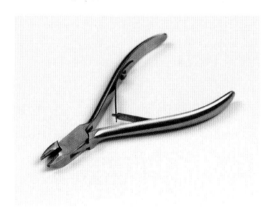

图 5.129　断丝钳

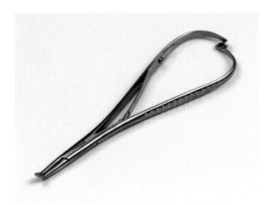

图 5.130　夹持钳

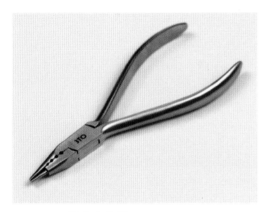

图 5.131　组合弯曲钳

- 固定钳
- 砂纸锉
- 双头钩

效果

　　弹簧钢丝的弹力可使趾甲轻微弯曲。即使是严重变形的趾甲也可以矫正。对于力的强度，可以通过选择不同直径的矫正器和预成形钢丝来控制（图 5.132 ～ 5.138）。

适应证

- 卷曲甲
- 嵌甲
- 甲沟鸡眼
- 甲沟角化过度

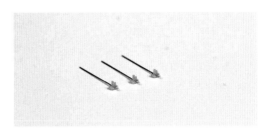

图 5.132　矫正器

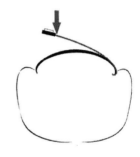

图 5.133　趾甲弯曲的弧度越大，矫正器的作用力就越大

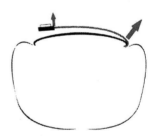

图 5.134　矫正器在钢丝侧产生较大的力，而在支撑板侧产生较小的力

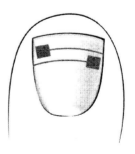

图 5.135　如果假定矫正器影响趾甲的两侧，则矫正器必须覆盖趾甲的整个宽度，也可以相邻放置两种不同直径的矫正器

143

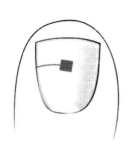

图 5.136　对于单面效果，准备一个较短的矫正器，并将支撑板粘在趾甲的中心，然后将力集中在一侧

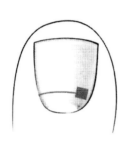

图 5.137　为了矫正严重弯曲的趾甲，将矫正器放置在新月区域

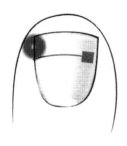

图 5.138　将矫正器放置在疼痛部位下方约 2 mm 处

- 甲沟炎
- 肉芽组织

准备工作

在使用矫正器之前，用双头钩清洁甲沟，并对该区域进行消毒（图 5.139、图 5.140）。

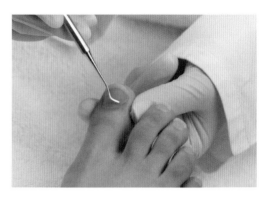

图 5.139　清洁甲沟

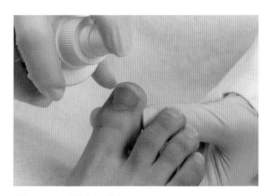

图 5.140　消毒甲单元

即使存在感染和肉芽组织，也可以使用矫正器。在使用矫正器之前，必须咨询医生并处理化脓的甲皱襞。做好趾甲的准备，彻底清洁甲皱襞。

去除趾甲表面的杂质。用砂纸锉磨平非常粗糙的趾甲或将光滑的趾甲打磨粗糙。

用酒精拭子擦拭矫正器钢丝，再将钢丝钩塑形，然后将其置入趾甲下缘。

根据趾甲的厚度（需要的力）选择钢丝的直径（图 5.141）。

柔软的钢丝：钢丝直径 0.25 mm，适用于软甲和普通趾甲。

中等硬度的钢丝：钢丝直径 0.30 mm，适用于普通的趾甲和较厚的趾甲。

硬质钢丝：钢丝直径 0.35 mm，只适用于极厚的趾甲。

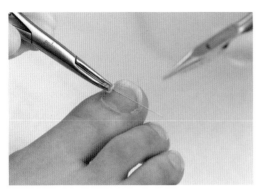

图 5.141　保持支撑板和固定钳之间的间隙，以确保支撑板保持弹性

注意事项：大多数情况下使用柔软和中等硬度的钢丝。如果矫正器太紧，可能会导致趾甲脱离甲床。因此，施加适度的张力是最安全的选择。

如果张力过紧，导致患者疼痛，须更换一个力度较小的矫正器。

矫正器准备

使用固定钳将矫正器固定在两个趾甲边缘。矫正器的长度由趾甲的宽度决定。

使用组合弯曲钳在指定的位置折弯挂钩（图 5.142）。

用组合弯曲钳上的四个孔中的一个来测量钩子的尺寸。越靠近钳子的尖端，孔越小，钩子越细。

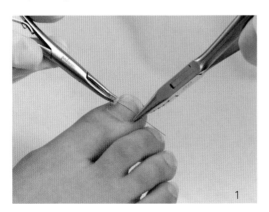

图 5.142　始终将钢丝绕组合弯曲钳的圆形部分

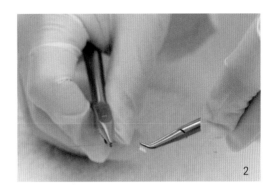

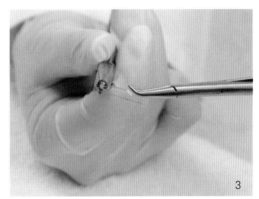

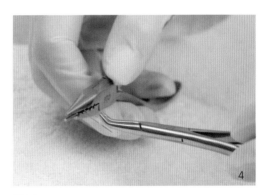

续图 5.142

将预弯挂钩放入组合弯曲钳的相应孔中，用力按压钳臂。挂钩不得突出于钳子的另一侧。逆时针轻轻转动合拢的钳子，以防止钩上出现不必要的弯曲。用断丝钳修剪挂钩。断丝钳的平侧面朝向钢丝的长臂。始终确保医生和患者佩戴安全眼镜以保护眼睛免受钢丝碎片的伤害。用砂纸锉将挂钩断端锉平，在锉平过程中用手指固定钢丝（图 5.143、图 5.144）。

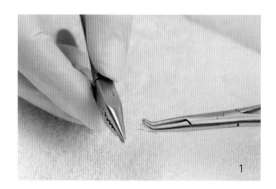

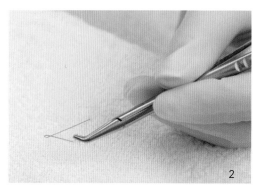

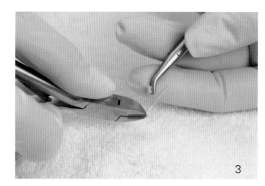

图 5.143　折弯并修剪钢丝

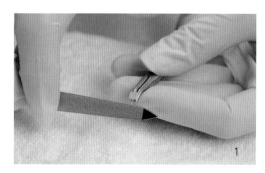

图 5.144　夹持并打磨断端

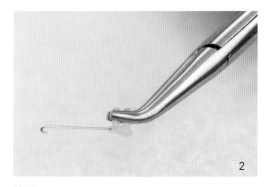

续图 5.144

定位和固定

　　检查矫正器的张力，如有要求，可进行调整（需对矫正器钢丝提前塑形）。将挂钩置入甲沟，并将其固定在趾甲下方。用固定钳将支撑板固定在趾甲上，轻轻拉动钢丝，保持张力稳定，否则挂钩可能从趾甲下方脱离。如果张力过紧，钢丝就会从支撑板中脱出，矫正器的功能就会被破坏。调整矫正器的张力以使患者感到舒适为宜。

　　如果张力对患者来说太紧，用手指或钳子小心地预弯钢丝。建议使用弹力较小的钢丝进行折弯。用酒精拭子清洁趾甲、矫正器和支撑板，并待其完全干燥后，用刷子在支撑板的粘合面上涂上一层薄薄的胶粘剂。注意不要涂太多，每次使用后用酒精拭子将小胶瓶顶部擦拭干净。将矫正器挂钩钩在趾甲边缘下，用钳子轻轻拉动，防止挂钩脱落。用固定钳将矫正器放在趾甲上，然后用手指在固定钳上轻轻按压大约 1 分钟来增加压力。正确使用钳子很重要。请勿将钳子笔直向上，因为这样会妨碍支撑板和趾甲之间的正常接触粘合（图 5.145、图 5.146）。

将每个凸起从支撑板上剪下，并用砂纸锉将支撑板打磨光滑（图 5.147）。

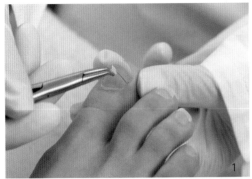

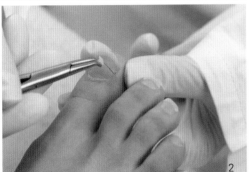

图 5.145 安装一侧挂钩

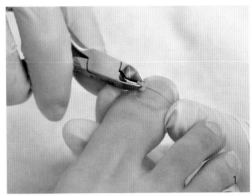

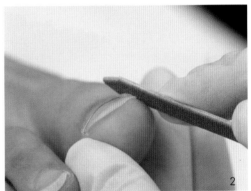

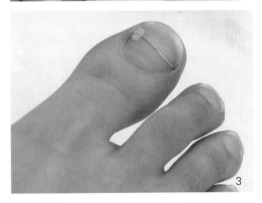

图 5.147 修剪固定端并打磨光滑

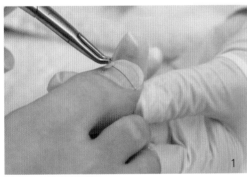

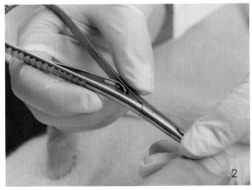

图 5.146 安放钢丝并固定

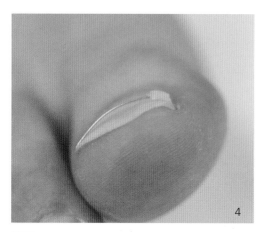

续图 5.147

密封处理（仅在需要时进行）和后续护理

用密封胶（如 PediGel）覆盖尖锐的粘合边缘。对于青少年和喜爱运动的患者建议密封。

在放置挂钩的甲沟内涂一滴 Dolerma 抗菌甲沟油，并置入填塞物。

若要拆卸矫正器，请用断丝钳将其从趾甲上切断。

去除粘附残留物，使趾甲平滑。每 4 ～ 8 周更换一次矫正器，直到达到预期的效果。

一般治疗信息

如果患者感到不适，必须取下矫正器。

如果存在感染，需治疗感染并使用敷料。

一旦将趾甲调整到矫正器的形状，矫正器就会松开或脱开。建议将矫正器移除，并在靠近先前安装矫正器的位置安装新的矫正器。

根据病例的严重程度，安排后续随访：

- 重症病例于 1 ～ 3 天后随访
- 轻症病例于 3 ～ 6 天后随访

对患者来说很重要的信息

告知患者矫正器对趾甲的影响、矫正器的作用和潜在的并发症。与患者通过讨论确定趾甲向内生长的原因，并就如何预防这种情况再次发生提出建议。

治疗成功后，建议使用 Podofix 活动粘合矫正器促进趾甲正常地向前生长。它还有助于稳定趾甲，防止趾甲向内生长和卷曲。

译者：王高明

5.12　Goldstadt 专业双边及单边矫正器

材料（图 5.148）

镀金不锈钢。这种矫正器有三种形态。

- 粘合矫正器：用胶水固定
- 单边矫正器：将一侧挂钩固定在趾甲的一侧，将矫正器粘合在趾甲上
- 带固定钩的矫正器：将固定钩固定于趾甲的两侧；建议制作趾甲模型

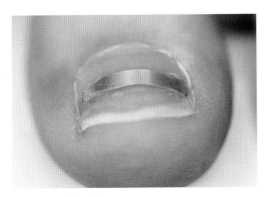

图 5.148　矫正器

（来源：Hellmut Ruck）

操作用物

- 矫正器
- 趾甲涂胶器
- 圆头钳
- 断丝钳
- 剪刀
- 固定胶
- 丙酮溶剂
- 甲沟填塞物

效果

材料的弹性增强了矫正器的杠杆作用和拉力。悬挂距离越长，拉力越强。如果悬挂距离大于趾甲厚度的两倍，矫正器就有足够的拉力进行工作。

指征

- 卷曲甲
- 嵌甲
- 甲沟鸡眼
- 甲沟角化
- 部分趾甲切除术后，没有游离侧甲皱襞，需进行趾甲矫正时
- 在侧甲皱襞被切除的病例中需保持趾甲外形时

准备工作（图 5.149）

用标准钻头或打磨仪清洁甲面，修剪趾甲尖端，打磨指甲表面并用趾甲矫正清洁剂清洁。

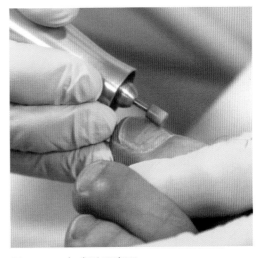

图 5.149　打磨趾甲表面

填塞应用（图 5.150）

在甲沟涂消毒剂，持续 5 ～ 8 分钟。暴露甲沟，置入填塞物。

辅助测量工具——确定双边矫正器的正确尺寸（图5.151）

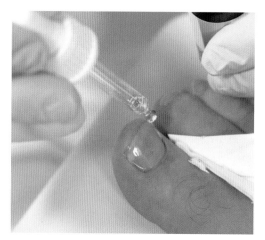

图5.150　填塞应用

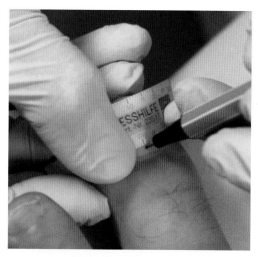

图5.151　测量双边矫正器尺寸的辅助工具

将矫正器放入甲沟，在甲板上标记 O 点，测量每边到 O 点的距离，并相加。示例：左侧 10 mm，右侧 13 mm，则矫正器长 23 mm。

辅助测量工具——确定单边矫正器的正确尺寸（图5.152）

使用测量工具确定甲中线到对应甲沟的长度。

重点：矫正器越短，作用越强。矫正器的长度必须由预期的矫正效果决定。

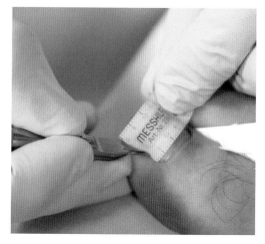

图5.152　测量单边矫正器尺寸的辅助工具

双边矫正器固定（图5.153、图5.154）

用圆头钳将矫正器的末端固定好。将矫正器一边放置在趾甲的一侧，用趾甲涂胶器轻轻将其推到趾甲上。定位另一边并将其固定到趾甲上。张力随着足部运动而增加，因此，当将矫正器安装在趾甲上时，患者感受不到疼痛很重要。用脱脂溶液清洁趾甲表面，并通过置入填塞物保护甲皱襞。

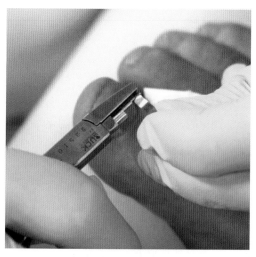

图5.153　矫正器端部的成形

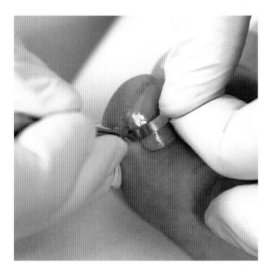

图 5.154　固定矫正器

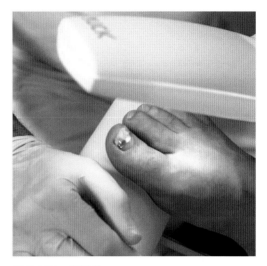

图 5.155　光固化

单边矫正器固定

用圆头钳将矫正器的一端塑形。用脱脂溶液清洁甲板和矫正器，并置入填塞物。

将粘合剂涂在矫正器的背面，将矫正器挂钩固定在趾甲边缘，并用手指固定，然后向下按压矫正器 20 ～ 40 秒。涂抹活性剂并清除粘合剂残留。

提示：不要太用力按压，否则会使粘合剂从矫正器的两侧挤出，从而影响矫正器与趾甲表面的正常粘合。

光固化（图 5.155）

在 80% 以上的甲板上涂抹 UV-gel Pedique silver PLUS+（一种具有特定功能的紫外线凝胶产品，用于修复、保护和美化趾甲）。它会接触到填塞物。用固化灯固化约 2 分钟。用清洗剂去除污渍。使用后立即关闭凝胶容器，清洁刷子。取下填塞物。

完成工作（图 5.156）

用浸渍过 Peclavus 或具有舒缓作用的 Anti Myx 银制品替换污染的填塞物。

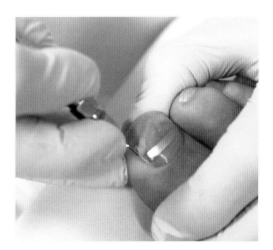

图 5.156　后期护理

患者注意事项

* 必须每天晚上检查矫正器
* 如果趾甲疼痛、矫正器松动或出现其他问题，请咨询足科医生
* 如果是急性病例，须在 1 ～ 2 天内找足科医生复诊，否则于 4 ～ 6 周内找足科医生复诊
* 需在 4 ～ 6 周后联系足科医生重新定位矫正器

治疗资料需要记录保存。

5.13 Goldstadt 专业经典矫正器

材料

可达到最佳粘合效果且具有低致敏性的镀金不锈钢。

它有四个 100 mm 长的条带，宽 3 mm，厚 0.1 mm。根据用途可分为双边、单边和粘合矫正器。

上文提到的双边、单边矫正器（第5.12节），除了有高效性以外，还有一个优点，即端部完全是镀金的。这是一个很大的优势，因为黄金具有抗炎和抗过敏的作用。

使用此矫正器时一小部分的黄金会在修剪过程中被清理掉。

当需要特别长的矫正器时，可以使用此矫正器。

工作材料和应用过程与 Goldstadt 专业双边矫正器和单边矫正器相同（第5.12节）。

使用此矫正器进行单独切割（图5.157）

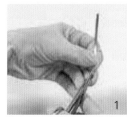
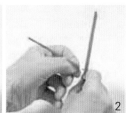
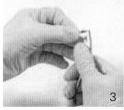
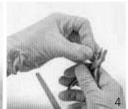

图 5.157　单独切割

（Hellmut Ruck GmbH 提供图片）

1. 将经典矫正器修剪至所需长度；
2. 打磨圆润；
3. 用圆头钳塑造挂钩；
4. 检查是否适合趾甲。

译者：王高明

5.14 Goldstadt 专业粘合矫正器

适用于极薄的趾甲或甲皱襞发炎。

材料
镀金不锈钢粘合矫正器。

操作用物（部分见图 5.158）
- 五种不同宽度的矫正器
- 矫正器安装器
- 圆头平嘴钳
- 双头钩
- 平头凝胶模型刷
- 催化剂
- 清洁剂
- 辅助测量工具
- 粘合剂
- Pedique silver PLUS+

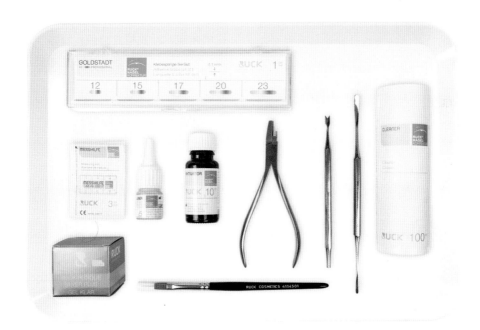

图 5.158　矫正器基础套装

有效性
矫正器产生的杠杆作用和拉力大小取决于应用材料的柔韧性。矫正器跨越的长度越长，其产生的拉力越大。只有在矫正器跨越的长度大于趾甲厚度的两倍时，矫正器才能产生足够的拉力并发挥正常的作用。

适应证
- 卷曲甲
- 嵌甲
- 甲沟鸡眼
- 甲沟角化
- 甲部分切除后需要矫正但无可用侧甲皱襞
- 侧甲皱襞切除后为保留趾甲的形状

准备
在使用矫正器之前，需确保甲板干净，确保没有任何炎症迹象。用抗油脂溶液清洁并轻微湿润趾甲表面。

矫正器准备（图 5.159）

使用测量工具测量趾甲表面长度。预弯矫正器，使其与趾甲曲度匹配。

用抗油脂溶液清洁矫正器，并用催化剂涂抹趾甲表面的一半，用粘合剂涂抹矫正器底部的一半。放置矫正器并用矫正器安装器将其压在趾甲上 20 ～ 40 秒。将催化剂涂抹到矫正器的后半部分并向下按压以产生张力。清除残留的粘合剂。将 Pedique silver PLUS+ 涂抹在 80% 以上的甲板表面。它能和甲沟填塞物接触。用固化灯固化大约 2 分钟。用清洗液除去分离层。使用后立即关闭凝胶容器，清洁刷子。去除填塞物。

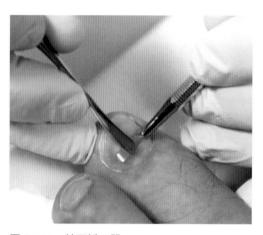

图 5.159　放置矫正器

患者需知的重要信息

* 必须每天晚上检查矫正器
* 如果趾甲疼痛、矫正器松动或出现其他问题，请咨询足科医生
* 如果是急性病例，须在 1 ～ 2 天内找足科医生复诊，非急症患者可在 4 ～ 6 周内找足科医生复诊
* 需在 4 ～ 6 周后重新定位、固定矫正器必须对治疗过程进行记录。

译者：戴国光

5.15　BS 经典矫正器

材料

由合成玻璃纤维材料制成的粘合矫正器。

材料性能

这种矫正器是由一种特殊的合成玻璃纤维材料制成的，它以千分之二毫米的精度研磨而成。这种材料满足稳定性和弹性的特定要求，可以由训练有素的足科医生进行个体化的装配。计算机支持的抗弯强度测试和制造厂家对其粘性的多次验证是本矫正器的标准生产程序。

操作用物

* 矫正器
* 多功能固定器
* 速干粘合剂
* 涂抹式粘合剂
* 清洁溶液

有效性

这种矫正器由热塑材料组成，其中镶嵌的玻璃纤维增加了它的强度。它的长度覆盖整个趾甲的宽度，像钢板弹簧一样（工作原理为作用力和反作用力的物理规律）。矫正器两端产生的拉力将嵌入甲皱襞的趾甲抬起。矫正器产生的作用力自动定位在趾甲的正确位置上，即趾甲最高点。通过粘合剂将矫正器粘附于趾甲后，作用力和反作用力就均匀地分布在趾甲表面。矫正器顶端的拉力最强，沿矫正器由两端向中央位置，拉力逐渐减小直到 0。经过趾甲最高点后，反作用力逐渐增加，在矫正器的另一端施加拉力。

通过对趾甲针对性的打磨（特别是在矫正器的顶端对应部位），可以调节矫正器产生的拉力。这样可以获得最佳并且无痛的矫正效果。该矫正器符合经典的物理原理：弯曲度减小时矫正力减小，弯曲度增大时矫正力增大。

适应证

- 卷曲甲
- 嵌甲
- 甲沟鸡眼
- 甲沟角化
- 甲沟炎
- 炎性肉芽肿

准备

先打磨增厚的趾甲使其变薄（图5.160）。在矫正器使用前必须避免泡脚和消毒。滴一滴脱脂溶液清洁趾甲表面（图5.161），然后用干拭子擦干。

矫正器选择

如果矫正器跨越整个趾甲的宽度，且放置在距离疼痛区域边缘 1 ～ 2 mm 处，矫正器效果将会达到最佳。应该选择合适的矫正器尺寸，以确保矫正器不接触皮肤（图5.162、图5.163）。

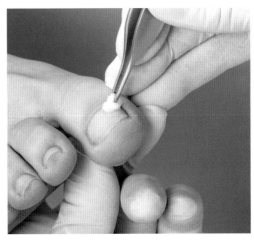

图 5.161　清洁趾甲表面

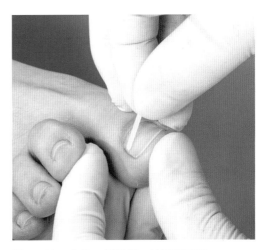

图 5.162　定位一侧甲缘，放置矫正器

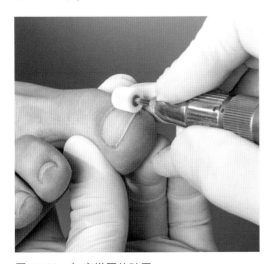

图 5.160　打磨增厚的趾甲

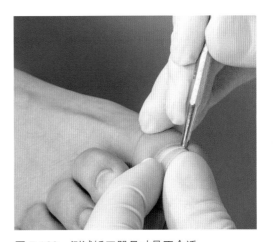

图 5.163　测试矫正器尺寸是否合适

精密测量

将矫正器放置在趾甲的右侧边缘，但如果操作者是左利手，就先从左边开始。开始的位置很重要，因为这会影响到后期矫正器的安装。将矫正器覆盖于趾甲上，用钢制固定器由一侧逐渐压到另一侧，确保矫正器稳定牢固，不出现移位。

如果矫正器太短或太长，请更换为合适的尺寸。

矫正器准备（图 5.164）

将矫正器粗糙的一面朝上，放在一个手指上，然后用金刚石钻头或刚玉打磨头仔细地打磨矫正器的表面，使其变薄。**注意**：粗糙的一面就是无光泽的一面。

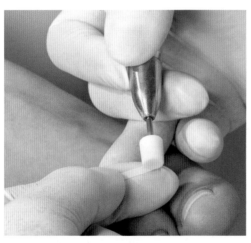

图 5.164　打磨矫正器的顶端

粘合剂的应用（图 5.165、图 5.166）

这是一种速干粘合剂。将催化剂涂抹在趾甲的左侧及右侧缘，而不是整个趾甲表面。在矫正器粗糙面的中心涂抹一滴基础粘合剂。也可以将催化剂涂抹在矫正器上，并在整个趾甲表面涂上基础粘合剂。在操作过程中用镊子夹住矫正器。由于使用的是速干粘合剂，因此请注意涂抹刷不要接触到瓶颈。

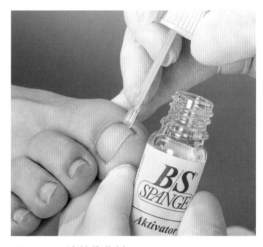

图 5.165　涂抹催化剂

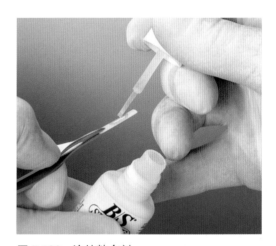

图 5.166　涂抹粘合剂

放置（图 5.167 ～ 5.169）

用另一只手的手指协助，将矫正器稳稳地放在趾甲的中心，等待 7 ～ 10 秒。接下来，使用安装器将矫正器一端压在趾甲的一侧边缘上，按压保持位置不变后再等待 10 秒。对矫正器的另一侧重复此过程。

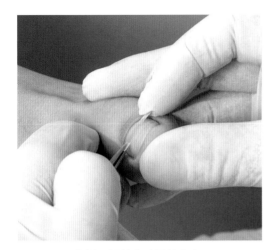

图 5.167 将矫正器放在趾甲的中心

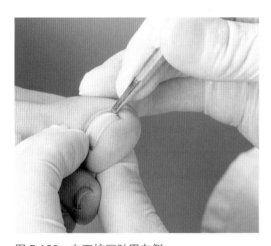

图 5.168 向下按压趾甲左侧

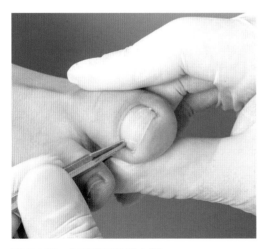

图 5.169 向下按压趾甲右侧

个体化拉力设定（图 5.170、图 5.171）

首先用清洁溶液清洁趾甲表面和矫正器，用干拭子擦干。如果患者感觉到没有或有很小的拉力，那么此时拉力的设置是理想的。因为拉力比较容易调整，所以一定要询问患者是否感觉舒适。如果拉力太强，那么就把矫正器的端部打磨得更薄。如果拉力不足，那么需要小心地将矫正器边缘到甲板边缘的过渡区域进行充分打磨。

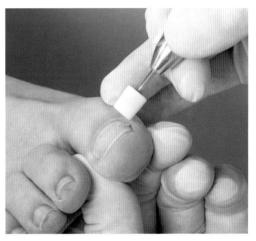

图 5.170 打磨矫正器边缘到甲板边缘的过渡区域

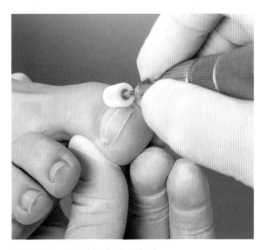

图 5.171 通过打磨校正拉力

固定（图 5.172 ～ 5.174）

在整个趾甲表面涂抹粘合剂。这样可以固定矫正器，同时确保它不受水分和潮湿的影响。这种应用类似于使用指甲油，刷上的粘合剂起到密封剂的作用。待粘合剂干燥后，可以进行常规趾甲治疗，如消毒、使用填塞物或涂抹软膏。

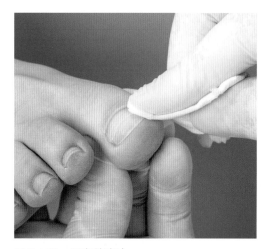

图 5.172　固定前清洁

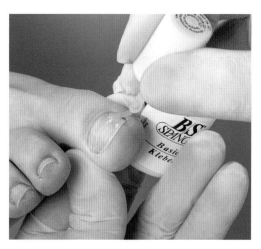

图 5.173　固定

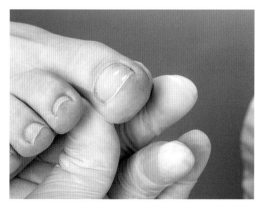

图 5.174　完成效果

美化最终效果（图 5.175 ～ 5.177）

对于带矫正器的趾甲，可以用趾甲油或特殊的趾甲装饰物进行美化。若要去除趾甲油，请使用常规的趾甲油清除剂或清洁溶液。

患者需知的重要信息

合成材料比不锈钢材料产生的拉力小。因此，这种矫正器是矫正薄而脆的趾甲的理想工具，对甲沟出现炎症的足趾也很有效。

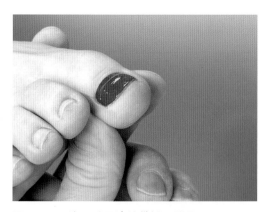

图 5.175　涂了趾甲油的带矫正器甲

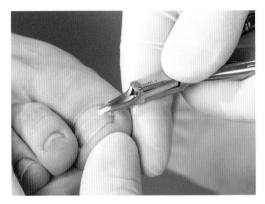

图 5.176 拆卸矫正器 1

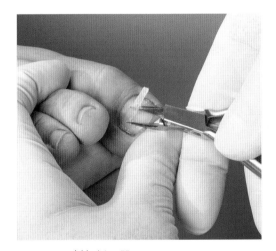

图 5.177 拆卸矫正器 2

译者：戴国光

5.16 BS 经典⁺矫正器

BS 经典矫正器的标准宽度为 3 mm。

新的经典⁺版本，宽度已经增加到 4 mm。

由于经典⁺版本的宽度比之前增加了约 30%，其粘合面积也增加了 30%，从而矫正器的拉力也增加了 30%。

适应证

- 卷曲甲
- 嵌甲
- 甲沟鸡眼
- 甲沟角化
- 甲沟炎
- 炎性肉芽肿

BS 经典⁺矫正器，使用方法与操作流程与 BS 经典矫正器无任何差异。它是对较厚甲的嵌甲的矫正治疗的加强版工具。然而，由于这种矫正器的拉力增加，所以需要确保受试者在治疗过程中不会感受到疼痛或任何其他不适。

BS 经典⁺矫正器目前仅有磁性版本。但也可以很容易地用钢制安装器安装，因为在最后的清洗过程中，磁性会被自动清除。

准备和操作流程依照 5.17 节所述相关内容进行。

译者：戴国光

5.17 带有磁性安装器的 BS 矫正器

材料
由合成材料制成的粘合矫正器。

操作用物
- 矫正材料
- 铅笔
- 镊子
- 磁性安装器（图 5.178）
- 速干粘合剂
- 趾甲脱脂剂（如丙酮）
- 细磨钻头

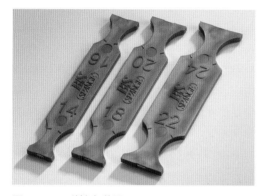

图 5.178 磁性安装器

有效性
这种矫正器由热塑材料制成，添加的玻璃纤维增强了强度。它应用于整个趾甲的宽度上，依照作用力和反作用力的物理规律，像钢板弹簧一样工作。在矫正器顶端产生的拉力，将嵌入甲皱襞的趾甲侧缘抬起。

矫正器产生的反作用力自动定位在趾甲的合适位置（趾甲的最高点）。这样可实现与各个趾甲自身的形状相匹配。

通过用粘合剂将矫正器粘贴在趾甲上，作用力和反作用力均匀地分布在趾甲表面。最强的拉力出现在矫正器的顶端，之后沿着力线逐渐减小至 0，到趾甲的最高点时反作用力达到峰值，从而对矫正器的另一端施加拉力。

通过对趾甲进行针对性的打磨，特别是在矫正器的顶端，可以调节矫正器产生的拉力。这样就可以获得最佳并且无痛的矫正效果。该矫正器符合经典的物理原理：弯曲度减小时矫正力减小，弯曲度增大时矫正力增大（图 5.179）。

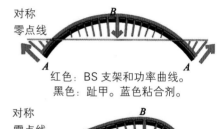

红色：BS 支架和功率曲线。
黑色：趾甲。蓝色粘合剂。

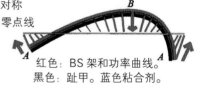

红色：BS 架和功率曲线。
黑色：趾甲。蓝色粘合剂。

图 5.179 矫正原理

适应证
- 卷曲甲
- 嵌甲
- 甲沟鸡眼
- 甲沟角化
- 甲部分切除后需要矫正但无可用侧甲皱襞
- 侧甲缘切除后为保留趾甲的形状

准备
在矫正器使用前必须避免泡脚和使用消毒剂。涂抹一滴脱脂溶液清洁趾甲，然后用干拭子擦干表面。

选择合适大小的矫正器（长度达趾甲宽

度），并将其贴在趾甲表面距疼痛部位边缘
1～2 mm 处，这是可以获得最佳疗效的方
法。矫正器不能与皮肤接触。将安装器的一
侧精确地放置在趾甲的边缘（这是固定矫正
器的位置）。选择矫正器时，滚动磁性安装
器至对侧且不要偏移，可测量趾甲的宽度。

　　矫正器的长度取决于趾甲的宽度（图
5.180 和图 5.181）。

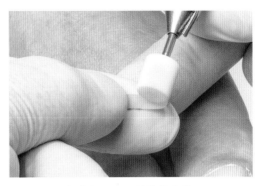

图 5.182　打磨矫正器顶端使其变薄

　　将矫正器放置在磁性安装器上，使磁
点面向磁性安装器（图 5.183），确保矫正
器固定于磁性安装器上，从而便于操作和
精确定位矫正器在趾甲上的位置。将粘合
剂涂抹于矫正器上，并将催化剂涂抹于趾
甲表面（图 5.184、图 5.185）。不要将粘
合剂涂得太薄。

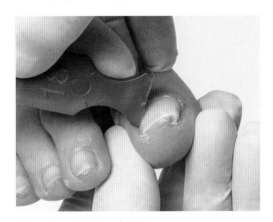

图 5.180　从趾甲一侧测量

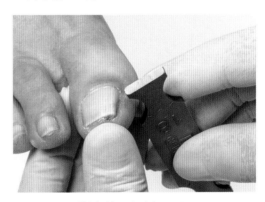

图 5.183　磁性安装器上的矫正器

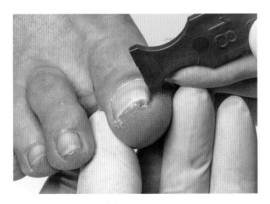

图 5.181　到另一侧测量

矫正器准备

　　确定合适的矫正器尺寸后，将矫正器顶
端无磁性点的一侧磨薄（图 5.182）。可以
将矫正器放在一个手指上或在磁性安装器上
完成这一步骤。

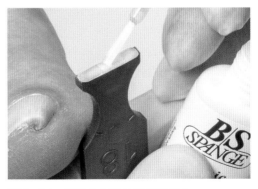

图 5.184　将粘合剂涂抹于矫正器上

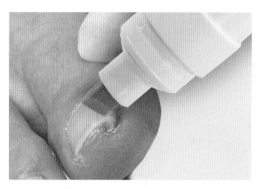

图 5.185　将催化剂涂抹于趾甲表面

　　由于粘合剂的凝固时间为 2 分钟，因此需要立即将吸附于磁性安装器上的矫正器固定在趾甲全长上（图 5.186～5.189）。如果操作者是右利手，就从左到右安装矫正器，如果操作者是左利手，就从右到左。这样便于操作。然后用沾有清洁溶液的拭子清洁趾甲和矫正器。去除矫正器上的磁点和甲板上残余的催化剂（图 5.190）。然后用金刚石钻头或石英打磨头打磨矫正器边缘和甲板边缘的过渡区域。

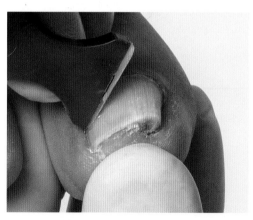

图 5.186　将矫正器贴附于趾甲右侧缘并向下按压大约 7 秒

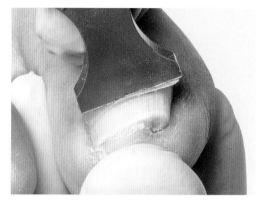

图 5.187　贴附在整个趾甲的宽度上

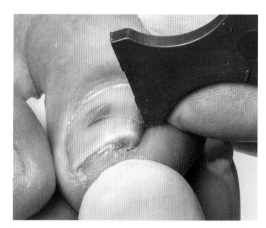

图 5.188　在趾甲的右侧缘，向下按压大约 7 秒

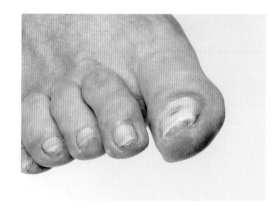

图 5.189　矫正器贴附于趾甲上

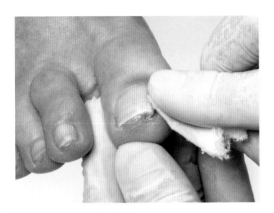

图 5.190　最后的清理

个体化拉力设定

如果患者感觉到没有或有很小的拉力，那么此时设置的拉力是理想的。因为拉力比较容易调整，所以一定要询问患者是否感觉舒适。如果拉力太强，那么就把矫正器的顶端打磨得更薄（图 5.191）。如果拉力不足，那么需要小心地把矫正器边缘到甲板边缘的过渡区域打磨得更薄。

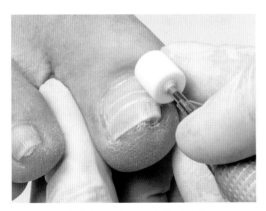

图 5.191　将矫正器的顶端磨薄以减小拉力

保持密封

用粘合剂密封矫正器和趾甲，确保其牢固并且防水。这与涂趾甲油的作用类似（图 5.192）。

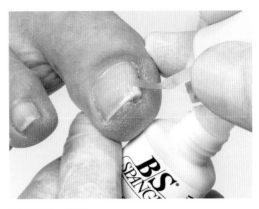

图 5.192　密封

然而，如果使用粘合剂代替催化剂，涂抹到趾甲上，那么最后就不再需要使用密封剂。这种情况下，在对矫正器边缘到甲板边缘间区域进行打磨之前或对拉力进行必要调整之前，必须等待粘合剂干燥。这大约需要 4 分钟。粘合剂干燥后，用沾有清洁溶液的拭子擦掉磁点。如果需要的话，仍然可以涂上密封剂。

最终修整

粘合剂干燥后，可以像日常护理趾甲一样，采用消毒、使用填塞物或涂抹软膏等措施。也可以涂趾甲油。

译者：戴国光

5.18 BS 快速矫正器

这种矫正器几乎适用于所有嵌甲。特别适合糖尿病、甲部分切除术后、干性增生性肉芽肿、甲沟鸡眼、炎性和化脓性嵌甲沟炎患者。

材料
由合成材料制成的粘合矫正器。

操作用物
- 矫正器
- 多功能安装器
- 速干粘合剂
- 涂抹式粘合剂
- 清洁溶液

有效性
这种矫正器由热固塑料制成，添加玻璃纤维增强了强度。它应用于整个趾甲的宽度上，按照作用力和反作用力的物理规律，像钢板弹簧一样工作。在矫正器顶端产生的拉力，将嵌入甲皱襞的趾甲侧缘抬起。

矫正器产生的反作用力自动定位在趾甲的最高点。这样可保证与各个趾甲自身的形状相匹配。通过用粘合剂将矫正器粘贴在趾甲上，作用力和反作用力均匀地分布在趾甲表面。最强的牵张力出现在矫正器的顶端（A），并持续减小至0。然后，反作用力逐渐增加，在趾甲的最高点（B）达到最高，对矫正器的另一端施加拉力。

拉力可通过以下方式调节：通过针对性打磨，特别是在矫正器的顶端部位，可以调节矫正器产生的拉力。这样可以获得最佳并且无痛的矫正效果。该矫正器符合经典的物理原理：弯曲度减小时矫正力减小，弯曲度增大时矫正力增大。

适应证
- 卷曲甲
- 嵌甲
- 甲沟鸡眼
- 甲沟角化
- 甲沟炎
- 炎性肉芽肿

准备
趾甲的准备工作：擦干甲皱襞湿润区域；擦拭趾甲上的汗水。在安装矫正器之前，避免泡脚或涂抹油、霜以及各种消毒剂。避免使用湿式打磨器打磨趾甲。油和水都会影响矫正器的粘贴。

使用矫正器之前，需将较厚的趾甲打磨到所需的厚度，将薄甲表面打磨粗糙（图5.193）。

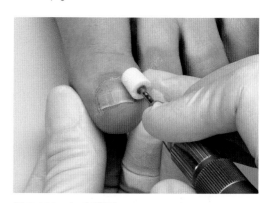

图 5.193　打磨趾甲

同样，在使用矫正器之前，首先要治疗嵌甲（采用常规处理措施）。然后通过在趾甲上放置测量模具选择合适的趾甲宽度。当模具标尺线与甲缘匹配时，可确定矫正器的长度（图 5.194）。

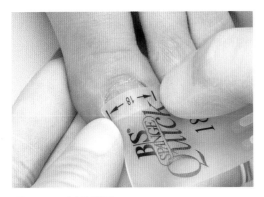

图 5.194 测量趾甲

纵向剪下贴有矫正器的箔片，矫正器两端留出一头长一头短的箔片头。先不要使用标签上的测量模板（图 5.195）。请勿触摸矫正器或将其从箔片上揭下来。

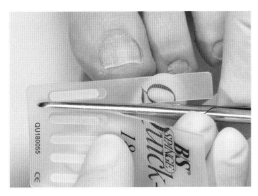

图 5.195 剪下箔片及矫正器

矫正器可以放置于趾甲上的任何位置，包括甲根部。然而，放置在距疼痛部位 1~2 mm 的位置能取得最佳治疗效果。建议在使用前将矫正器磨薄（图 5.196）。

与 BS 经典矫正器一样，可以在使用前或后调整 BS 快速矫正器，以减少拉力。如果趾甲卷曲得很厉害，那么可以事先将矫正器磨薄，如果患者感觉牵拉时疼痛，也可以在趾甲上将已经安装的矫正器磨薄。

在使用矫正器之前，先对甲板做脱脂处理。注意不要给矫正器脱脂。

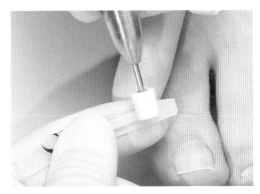

图 5.196 使用前先将 BS 快速矫正器磨薄

为了使粘合剂直接粘在趾甲上，待清洁剂干燥后，将催化剂涂抹在整个趾甲表面（图 5.197）。

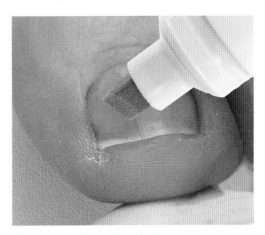

图 5.197 将催化剂涂抹在整个趾甲表面

将带有粘合剂的刷子放在矫正器一端，轻轻地划至矫正器的另一端，在其表面涂上一层厚厚的粘合剂（图 5.198）。

或者，如图 5.199、图 5.200 所示，可以执行以下操作：先将催化剂涂到矫正器上，然后在趾甲上涂抹粘合剂。粘合剂的凝结时间为 2 分钟。

现在抓住箔片的长头一端（其上贴附有尺寸合适的矫正器），将带有矫正器末端的箔片短头放置在趾甲的侧缘，用一个手指牢牢地按压大约 3 秒（图 5.201）。

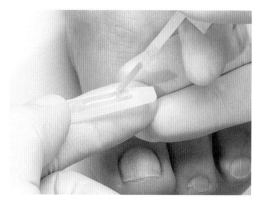

图 5.198　将粘合剂涂到矫正器上

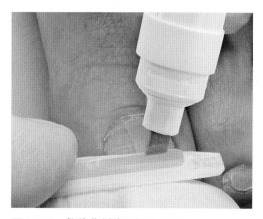

图 5.199　将催化剂涂到矫正器上

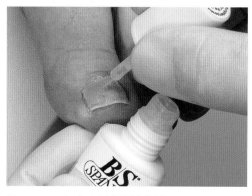

图 5.200　在趾甲上涂抹粘合剂

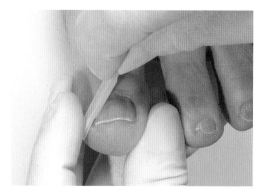

图 5.201　将矫正器放置在趾甲侧缘

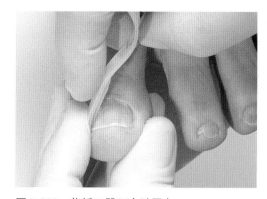

图 5.202　将矫正器压在趾甲上

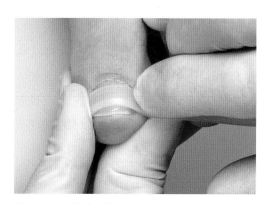

图 5.203　保持 5 秒

　　在不松手的情况下，慢慢地沿着趾甲表面按压矫正器，直至对侧缘。按压 5 秒后，从矫正器上揭下载体箔（图 5.202～5.204 ）。

　　用金刚石钻头或石英打磨头打磨矫正器和趾甲之间的间隙。如有必要，通过将矫正器顶端磨薄来减小拉力（图 5.205 ）。询问患者牵拉时是否感到疼痛，确保患者感觉舒适。

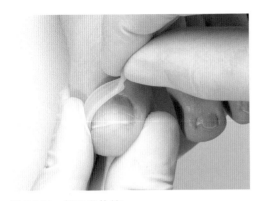

图 5.204　揭下载体箔

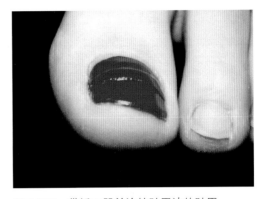

图 5.206　带矫正器并涂抹趾甲油的趾甲

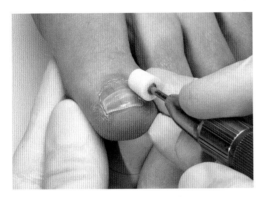

图 5.205　打磨矫正器顶端来调整拉力

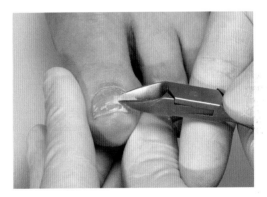

图 5.207　拆除矫正器

译者：戴国光

　　最后，用粘合剂密封甲板和矫正器。这种粘合剂不能被卸甲油清除。密封前，必须用清洁溶液清理甲板和矫正器。清理时只需用湿拭子擦拭即可。

　　待粘合剂干燥后，就可以像往常一样对趾甲用消毒剂、填塞物和涂抹软膏了。也可以涂趾甲油（图 5.206）。可用趾甲油去除剂或 BS 清洁剂去除趾甲油。

　　这种矫正器大约可以使用 4 周。在此之后，要么拆除矫正器并应用一个新的矫正器，或者在第一个矫正器后面放置第二个矫正器。拆卸矫正器很容易，用尖嘴趾甲钳掀起矫正器的侧缘，将其与趾甲分开，然后将矫正器剥离下来（图 5.207）。

5.19　Onyclip 矫正器

• Onyclip 矫正器是一种多用途的具有塑料涂层的趾甲矫正器，可精确调节拉力，特别适用于嵌甲，安装过程简单，舒适性好，可用于各种形状的趾甲。

材料（图 5.208）

带粘合胶的涂有环氧树脂的易弯曲的不锈钢条带。

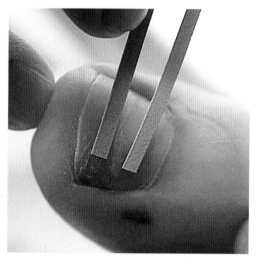

图 5.208　Onyclip 矫正器

操作用物

• 标准条带，长 10 cm，宽 4 mm，厚 0.1 mm 或 0.15 mm
• 圆头钳
• 卷尺
• 侧切钳
• 安装器
• 镊子

有效性

可精确调节拉力。

适应证

• 嵌甲
• 卷曲甲
• 鸡眼
• 角化过度
• 甲沟或甲板下鸡眼

禁忌证

甲沟炎（安装矫正器易引起疼痛）。

准备（图 5.209）

与所有的粘合矫正器一样，对甲板进行打磨、清洁和脱脂处理。

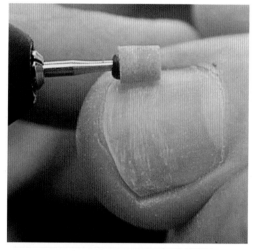

图 5.209　打磨趾甲

矫正器准备 / 定位 / 固定（图 5.210～ 5.216）

• 用卷尺测量趾甲的宽度
• 将 Onyclip 矫正器（有两种不同的厚度）剪裁到所需的长度
• 软化边缘，防止伤到甲皱襞
• 用圆头钳预弯矫正器，以适应趾甲的形状，并通过弯曲两端（最大 2 mm）来施加拉力

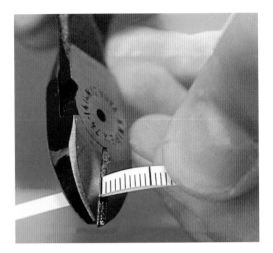

图 5.210 裁剪矫正器

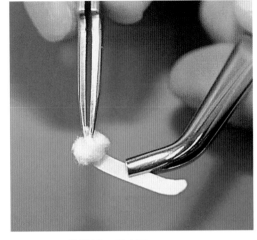

图 5.213 擦拭矫正器表面

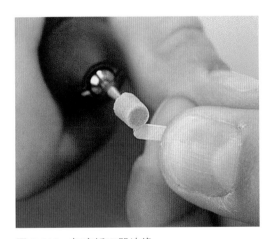

图 5.211 打磨矫正器边缘

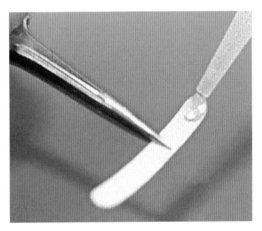

图 5.214 涂抹固定剂

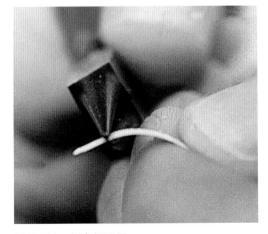

图 5.212 折弯矫正器

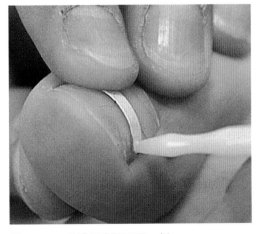

图 5.215 粘贴固定矫正器一侧

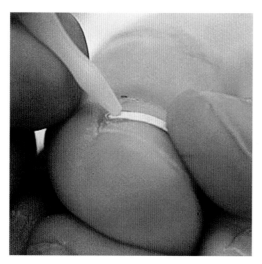

图 5.216　粘贴固定矫正器另一侧

- 对趾甲表面和矫正器脱脂处理
- 在矫正器右侧涂上一点粘合剂，将其固定在趾甲上
- 大约一分钟后在左侧重复同样的操作

患者需知的重要信息
- 每天晚上必须检查矫正器
- 如果遇到趾甲疼痛、矫正器松动或其他问题，请咨询足科医生
- 在 1～3 天内找足科医生复诊
- 在 4～6 周内安排一次足科医生的复诊，以重新定位和校正矫正器

本节所有照片由 Erkodent 提供。

译者：戴国光

5.20　Podofix 活性粘合矫正器

材料（图 5.217）
矫正器由一个易弯曲的塑料垫和一根活动金属丝组成，后者在矫正器粘合到趾甲后施加拉力。

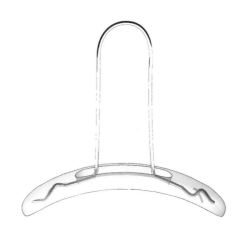

图 5.217　矫正器

操作用物（部分见图 5.218）
矫正器有四种尺寸：
mini（迷你）：9～12 mm
S（小）：16 mm
M（中）：19 mm
L（大）：22 mm

- 经酒精拭子清洁的趾甲和矫正器
- 用侧切钳剪裁得到的金属丝
- 活性粘性凝胶
- 启用矫正器的张力装置
- 密封矫正器的聚醚型二异氰酸酯凝胶
- 固化聚醚型二异氰酸酯凝胶的微光灯
- 聚醚型二异氰酸酯凝胶的涂抹器
- 清洁粘合剂滴管的锐器
- 打开粘合剂滴管的针

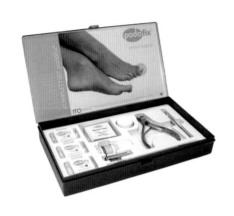

图 5.218　矫正器套装

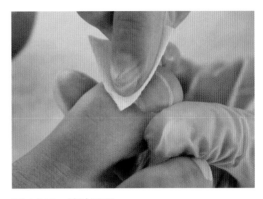

图 5.219　清洁甲面

试装矫正器（图 5.220）

- 选择合适的尺寸。选择的尺寸需能使矫正器尽可能靠近嵌甲边缘固定
- 将矫正器放置在受嵌甲影响最重的趾甲一端
- 用手指弯曲矫正器，使其与患者的趾甲匹配
- 矫正器弯曲的曲率稍大于趾甲的曲率，这可确保矫正器更贴合趾甲。这对于矫正器的顶端很重要

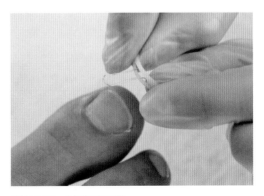

图 5.220　试装矫正器

- 对于非常小的趾甲，通过在条带的中央切除 3 mm 来缩短矫正器（仅推荐给经验丰富的医生）

清洁矫正器

用酒精拭子将矫正器脱脂，并使其干燥

有效性

Podofix 活性粘合矫正器几乎可用于所有类型的疼痛性嵌甲和卷曲甲畸形，它对治疗甲皱襞中的炎性肉芽肿和鸡眼非常有效。

因甲皱襞太窄而无法应用 3TO 矫正器或其他任何金属丝拉钩时，可运用这种矫正器预处理。

这种矫正器可有效用于后续治疗。钢丝矫正器矫正结束拆除后，使用这种矫正器可以避免嵌甲复发。

适应证

- 卷曲甲
- 嵌甲
- 甲沟鸡眼
- 甲沟角化
- 甲沟炎
- 肉芽组织

清洁趾甲（图 5.219）

在使用矫正器之前，用酒精或异丙醇拭子彻底清洁趾甲并去除油脂。然后，让趾甲完全干燥（约 30 秒）。

约 30 秒。

定位

将矫正器放置在疼痛区域或其下方。将矫正器尽可能靠近导致疼痛的趾甲边缘，而不使趾甲边缘突出。

如果一个矫正器的拉力不足，则可以放置两个矫正器。

涂抹粘合剂（图 5.221）

使用太多的粘合剂不利于矫正器的粘合。在粘合剂瓶壁上刷一下去除多余粘合剂后，在矫正器上涂薄薄的一层。从矫正器的中心开始，向两端刷一次即可。矫正器的边缘也需要涂抹粘合剂。

放置矫正器（图 5.222、图 5.223）

- 将矫正器放在趾甲嵌入更严重的一侧
- 抓住矫正器上的金属丝，小心地将矫正器放置在趾甲上
- 用手指将矫正器的粘合面按压在趾甲上15 秒。在矫正器两端牵拉使其靠近甲皱襞，这样可使矫正器中心更加贴附趾甲表面
- 使用张力装置向下按压矫正器边缘区域，按压时保持矫正器不移动
- 在启用矫正器之前至少等待 1 分钟（待粘合剂干燥）

拧金属线圈（图 5.224）

- 将张力装置放置在金属线圈中
- 转动张力装置一次，最多两次，直到达到所需的拉力。转动激活金属线两圈以上可能会导致金属线断裂，从而使矫正器无法使用。转动时，将张力装置稍稍向上拉起
- 移除张力装置

切断未使用的金属丝（图 5.225）

- 用侧切钳切断金属线圈，方法是将钳子平放在矫正器上，并且一下钳断线圈
- 用金刚石趾甲锉锉磨平金属丝顶端
- 吹掉或用软刷子刷去锉屑

密封连接金属丝（图 5.226 ～ 5.228）

- 用涂抹器在矫正器上均匀地涂抹一滴活性粘性凝胶
- 通过顺时针转动光源的前部来激活微光，活性粘性凝胶在 20 秒后变硬。微光灯与密封区域的距离最大为 5 mm
- 活性粘性凝胶完全变硬后，用酒精拭子擦拭矫正器。用一层活性粘性凝胶覆盖外露突起的金属丝

分离矫正器（图 5.229）

用侧切钳分离矫正器的顶端。

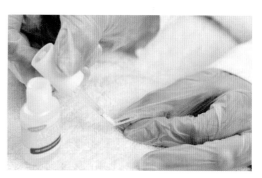

图 5.221　涂抹粘合剂

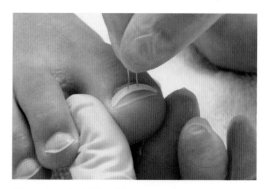

图 5.222　放置矫正器

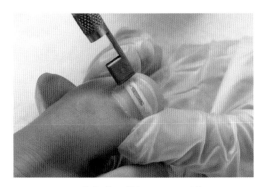

图 5.223 用张力装置将矫正器压到位

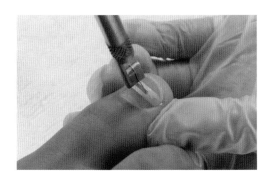

图 5.224 启用矫正器

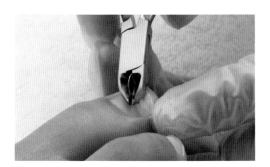

图 5.225 切断金属线圈

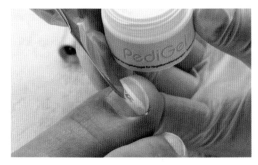

图 5.226 固定矫正器

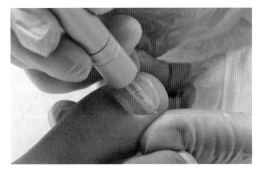

图 5.227 用固化灯固化

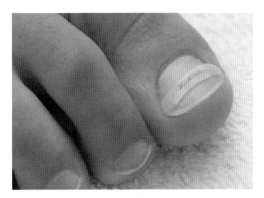

图 5.228 趾甲上的成品矫正器

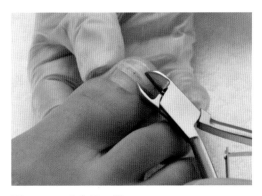

图 5.229 分离矫正器

清洁趾甲

用锉刀或打磨钻头来清理粘合剂残留物。

治疗周期

矫正器使用两周到两个月后更换新的矫

正器，直到达到理想的治疗效果。

注意事项

为防止治疗失败，必须注意以下事项：

趾甲太软：在使用矫正器之前，趾甲不能太软。治疗前避免泡脚、使用消毒剂或角质层软化剂。

粘合剂太多：如果使用了太多的粘合剂，矫正器不会与趾甲表面粘合。

戴乳胶手套操作：建议佩戴乳胶手套或指套来处理矫正器，以防止手指粘在矫正器上和避免趾甲表面沾上油脂。

患者需知的重要信息

· 必须每天晚上检查矫正器

· 如果趾甲疼痛、矫正器松动或出现其他问题，及时找足科医生复诊

· 在一到三天内去见足科医生，进行随访

· 在两周到两个月内，预约足科医生更换矫正器

附加信息

· 在运输过程中，矫正器的活动金属丝可能会轻微弯曲，这并不影响矫正器的质量。定位矫正器后，重新弯曲金属丝，便于放置张力装置

· 请注意，套装中附带的侧切钳只适用于切割软的 Podofix 活性粘合矫正器的金属丝，而不适用于切割其他矫正器的硬金属丝

本节所有照片由 3TO 公司提供。

译者：戴国光

5.21 Erki 技术

使用材料

· Erki 粘性拉钩元件

· 橡胶圈

· 管形材料

· 镊子

· 特殊粘合剂

有效性

将 Erki 粘性拉钩元件粘贴在趾甲的两端，通过橡胶圈连接。橡胶圈尺寸的不同决定了所施加的拉力不同。

适应证

· 卷曲甲

· 嵌甲

· 甲沟鸡眼

· 甲沟角化

· 甲沟炎

· 肉芽组织

准备

对趾甲上准备安装拉钩元件的区域进行脱脂和粗糙化处理。

定位 / 固定（图 5.230 ～ 5.238）

首先用镊子定位，将拉钩元件粘贴在趾甲的两端侧缘上。然后将合适的橡胶圈钩在一个拉钩元件上，用钩针将橡胶圈拉到橡胶管中起保护作用。最后将橡胶圈钩在另一边的拉钩元件上。用粘合剂将两个拉钩元件拉在一起的橡胶圈固定在趾甲上。通过选择不同大小的橡胶圈来调整拉力。

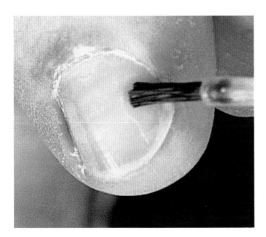

图 5.230 两侧甲缘涂抹粘合剂

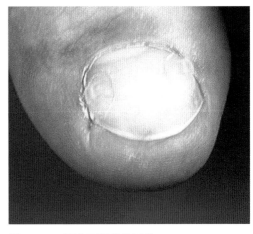

图 5.233 固定两侧拉构元件

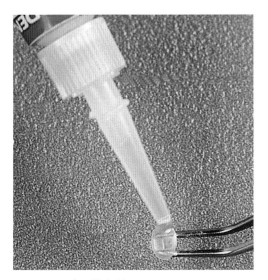

图 5.231 沾取粘合剂

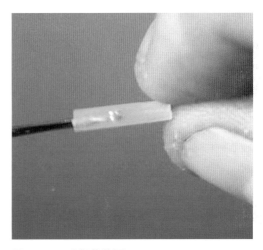

图 5.234 选择橡胶圈

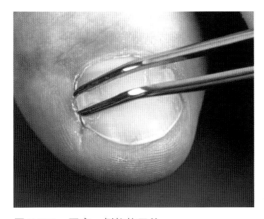

图 5.232 固定一侧拉构元件

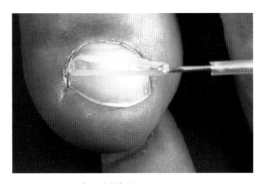

图 5.235 固定一侧橡胶圈

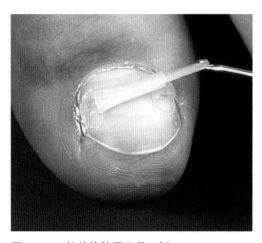

图 5.236 拉伸橡胶圈至另一侧

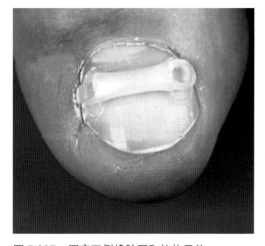

图 5.237 固定双侧橡胶圈和拉构元件

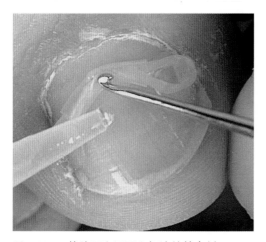

图 5.238 橡胶圈和甲面之间涂抹粘合剂

患者需知的重要信息

- 每天晚上必须检查矫正器
- 如果趾甲疼痛、矫正器松动或出现其他问题，及时找足科医生复诊
- 在 1～3 天内去见足科医生，进行复诊
- 在 4～6 周内安排时间找足科医生复诊，以重新定位和校准矫正器

本节所有照片由 Erkodent 提供。

译者：戴国光

5.22 蓝光凝胶

蓝光凝胶固化系统使用光固化材料固定支具。它由灌注在定量注射器中的凝胶和一个高性能的 LED 灯组成。

蓝光技术

与其他紫外光材料相比，凝胶的聚合过程是由蓝光触发的。它起效快，对人体无害，并且已经被牙医使用了很长时间。

蓝光凝胶

剂量可精确，并且容易塑形，它的最终硬度适合甲矫正。这意味着材料的灵活性不影响趾甲和矫正器的活动性。

蓝光灯

高性能 LED 灯的开发兼具高效的处理和最大的可靠性。由电池供电的蓝光灯可以应用在任何地方，这在移动诊疗中特别有用。通过电池供电的恒流控制保证亮度一致。

使用步骤

- 使用定量注射器精确地涂抹凝胶
- 用 LED 灯固化 20 秒（图 5.239～5.241）

最重要的优势

- 适用于所有类型的钢丝矫正器
- 只需要两种工作材料（LED 灯和定量注射器）
- 由于采用高性能 LED 灯（1.3 W，电池供电），固化时间短，仅需 20 秒
- 一支注射器的量可使用 100 次。由于每次只使用所需的确定数量的材料，因此没有残留的材料被浪费
- 蓝光替代了有害的紫外线
- 剂量精确，易弯曲，无需额外的仪器
- 无异味

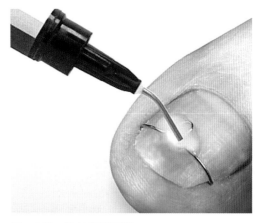

图 5.239　涂抹蓝光凝胶

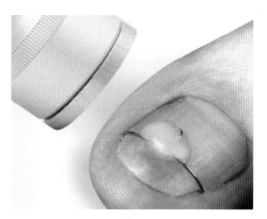

图 5.240　光固化灯照射

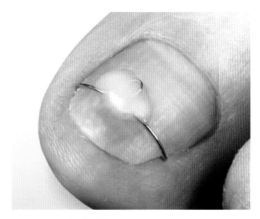

图 5.241　完成固定

本节所有照片由 Hellmut Ruck 提供。

译者：杜雨佳

5.23　3TO PLUS+ 矫正器

3TO PLUS+ 矫正器是原始 3TO 矫正器的改良版本。它由两个弹簧钢丝臂、部分预制的挂钩和一个 PLUS+ 垫（它将钢丝臂固定在趾甲上）组成。

将 PLUS+ 垫用 Ortho 胶粘在趾甲上。然后，将钢丝臂钩在趾甲边缘下面，并夹在 PLUS+ 垫下面。

购买或应用本产品不一定要学习专门的培训课程。一个包括全部培训要点的 DVD 可说明如何一步一步地将矫正器正确地固定在趾甲上。

工作材料（图 5.242）

- 钢丝臂，由弹簧钢丝制成，带有部分预制的挂钩（0.25 mm 或 0.30 mm）
- PLUS+ 垫
- 组合钳
- 侧切钳

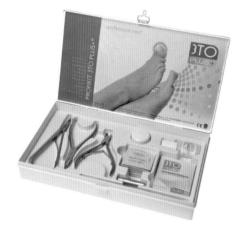

图 5.242　矫正器套装

有效性

该矫正器通过钢丝的弹簧力连续地、轻轻地向上拉动趾甲边缘。趾甲被温和地引导到健康的生长方向上。为了提高矫正效率，有两种不同强度的钢丝可供选择：0.25 mm 和 0.30 mm（图 5.243）。

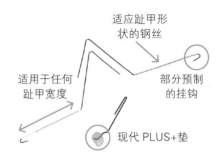

适应趾甲形状的钢丝

适用于任何趾甲宽度

部分预制的挂钩

现代 PLUS+ 垫

图 5.243　3TO PLUS + 矫正器的部分

适应证和准备

与 3TO 矫正器相同。

钢丝的弹力使趾甲边缘轻微抬起，并立即缓解周围的疼痛。对趾甲的持续作用力促进趾甲健康和正常生长。

治疗过程（图 5.244 ~ 5.247)

选择正确的钢丝强度，用组合钳调整预弯挂钩的形状。用 Ortho 胶将 PLUS+ 垫粘在趾甲上。然后将小钩固定在两个趾甲边缘下面，并将钢丝固定在 PLUS+ 垫下面。用光固化胶密封钢丝末端。

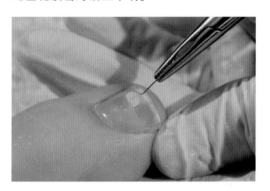

图 5.244　固定钢丝臂的 PLUS+ 垫只是被简单地粘在趾甲上

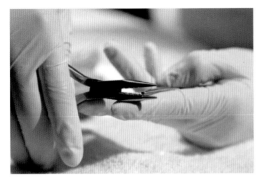

图 5.245 预弯挂钩很容易调整到适应个别趾甲的厚度

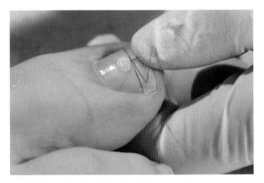

图 5.246 钢丝臂被轻轻钩在趾甲边缘下面，固定在 PLUS+ 垫下面

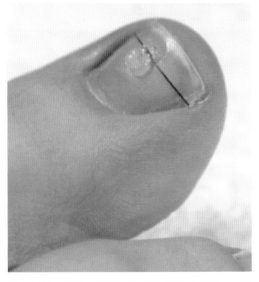

图 5.247 最后，用光固化胶密封钢丝末端。由于施加的弹簧力，支点可持续数周有效

矫正器的安装只需几分钟，患者几乎没有任何感觉。

只要矫正器开始起效，它就会稍微抬起趾甲边缘，立即缓解疼痛。这对炎症的愈合也有积极的作用。

由于高舒适性，患者可以不受限制地戴着这种矫正器上班、上学、运动，当然也可以穿鞋。

这种矫正器适用于所有年龄段和类型的患者。

附加信息

3TO PLUS+ 矫正器对趾甲持续有效。每隔 6～10 周（由于趾甲生长）重新放置一个新的矫正器，以确保其处于最佳位置。矫正器必须放在趾甲前三分之一处。

译者：杜雨佳

5.24 Onyfix

Onyfix 趾甲矫正系统是一个多功能产品，用于无痛苦地治疗卷曲甲和嵌甲。它可以用来治疗几乎所有类型的卷曲或变形的趾甲。该体系由一种阻隔剂（粘合剂）、一种软质复合材料和一种硬质复合材料组成。

通过这种趾甲矫正系统或多或少使用硬质复合材料进行近端固定后，卷曲甲或嵌甲将通过正常生长形成自然的趾甲形状。它没有金属线钩横向或拉扯的令人痛苦的张力。

工作材料（图 5.248）

- Onyfix 阻隔剂
- Onyfix 硬质复合材料
- Onyfix 软质复合材料
- 陶瓷或合金钻头
- 刮刀
- 双头钩
- 装有软质复合材料的弯曲针头注射器
- 棉签
- LED 蓝光灯
- 清洁剂
- 一次性棉签

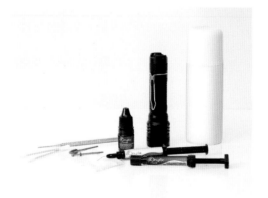

图 5.248　准备材料

准备和应用 Onyfix 趾甲矫正系统所需的材料。另外还需要各种钻头、棉签、LED 蓝光灯、探头、清洁剂和一次性棉棒。

准备工作

- 用陶瓷或硬质合金钻头打磨粗糙的趾甲。打磨甲板的所有增厚或拱形区域，直到有一个大致均匀的趾甲表面

- 准备好甲沟。根据需要将趾甲的根部剪下来，将任何角化或沉积的地方从甲沟去除

- 去除趾甲及周围皮肤的油脂，特别注意甲沟处。同时，用棉签和清洁剂彻底清洁趾甲污垢，使趾甲干燥（60～120秒）

使用步骤

步骤 1：将一滴阻隔剂放入阻隔剂瓶或配料盅里（图 5.249）。用一点阻隔剂打湿棉签（图 5.250）。不要使用太多的阻隔剂，因为这会导致棉签在趾甲上滑动。将棉签放在趾甲中间，将阻隔剂均匀地涂在趾甲上（图 5.251）。确保阻隔剂没有涂在甲沟上。室温下，阻隔剂需要大约 5 分钟的时间才能干燥。有时使用 LED 蓝光灯将阻隔剂烘干 10 秒会有帮助。阻隔剂必须完全干燥。

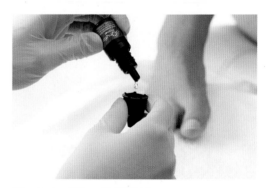

图 5.249　倒取一滴阻隔剂

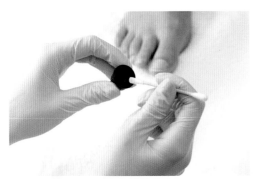

图 5.250 棉签沾取阻隔剂

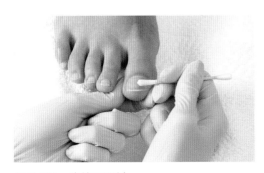

图 5.251 涂抹阻隔剂

步骤 2：将复合材料涂抹于准备好的趾甲上所要求的位置。硬质复合材料可用于大的和严重变形的趾甲。软质复合材料适用于很细、很小的趾甲和儿童的趾甲。硬质复合材料：从注射器中挤出一点复合材料到刮刀上（图 5.252）。使用刮刀，将硬质复合材料涂在趾甲所需的位置，并将其塑造成适当的形状（图 5.253、图 5.254）。软质复合材料：将弯曲的针头连接到软质复合材料注射器上，并将所需的量涂于趾甲上确定的位置（图 5.255），使用抹刀对复合材料进行塑形（图 5.256）。

为了获得最佳效果，两种复合材料的厚度都应为 2 mm 左右。

步骤 3：使用 LED 蓝光灯（图 5.257）靠近复合材料 20 ～ 30 秒聚合复合材料。确保整个趾甲暴露在蓝光下。

步骤 4：一旦复合材料变硬，使用清洁

剂将其表面清洗干净。

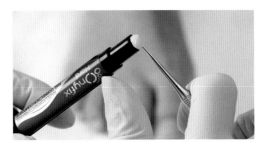

图 5.252 取硬质复合材料

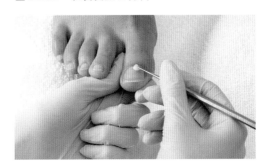

图 5.253 甲面涂抹硬质复合材料 1

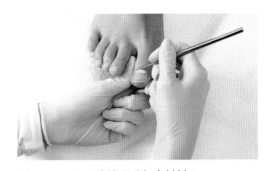

图 5.254 甲面涂抹硬质复合材料 2

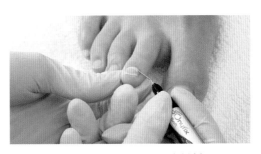

图 5.255 使用针头涂抹软质复合材料

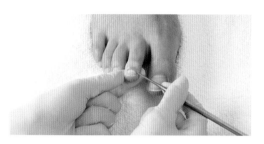

图 5.256　复合材料塑形后

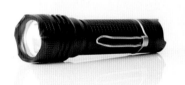

图 5.257　用于聚合复合材料的 LED 蓝光灯

患者 24 小时内不应去游泳或洗澡。对于该复合材料，在趾甲因生长将其带到趾甲的远端之前都可以持续保留。

使用复合材料的其他选择

抬起趾甲：为了获得最佳效果，复合材料也可以在几个月后去除（可以使用打磨头或钳夹器），并在趾甲近端应用新的趾甲矫正系统（图 5.258）。为了更快见效，Onyfix 趾甲矫正系统可以应用到趾甲的远端（可以单独使用或与近端 Onyfix 趾甲矫正系统一起使用），同时用探针抬起趾甲。如果需要，可以在趾甲的一个或两个角下放置填充材料（图 5.259）。

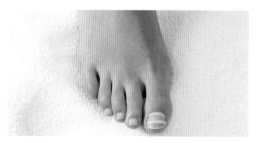

图 5.258　带有两个趾甲矫正系统的趾甲。远端复合材料硬化时，应抬起趾甲的两个角

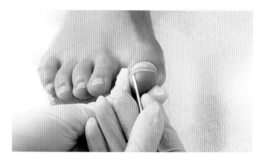

图 5.259　在聚合过程中抬起趾甲

将复合材料与钢丝结合使用：对于严重挤压或向内生长的趾甲，将复合材料与钢丝矫正器结合使用可能有助于产生张力（图 5.260、图 5.261）。

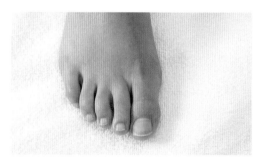

图 5.260　复合材料与钢丝矫正器组合使用前

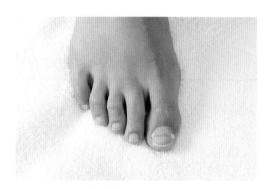

图 5.261　复合材料与钢丝矫正器组合使用后
　　图 5.260、图 5.261 Onyfix 复合材料与钢丝矫正器组合使用前后

趾甲按上述方法准备，然后准备（拉伸、弯曲）金属矫正器。将钢丝弯折（中间应该有一个小的"Ω"形的弯曲）成准备治疗的趾甲的目标形状。为了固定钢丝，在钢

丝的一端涂上一块硬质复合材料，然后再将其放置在趾甲上。确保复合材料中的钢丝末端仍然可见。为了将钢丝连接到另一侧，使用 LED 蓝光灯将此复合点照射 20～30 秒。现在用 LED 蓝光灯照射第二个点。然后将钢丝牢固地固定在趾甲上。如果需要，可以使用钳子激活"Ω"形弯曲，从而产生所需的张力（图 5.262～5.265）。

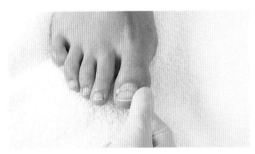

图 5.262　钢丝的一端涂上一块硬质复合材料，然后再将其放置在趾甲上

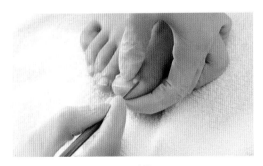

图 5.263　放置趾甲另一侧矫正器

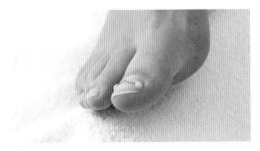

图 5.264　固定两侧固定点

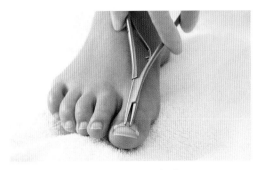

图 5.265　钳子激活"Ω"形弯曲

图 5.262～5.265 通过上述步骤将产品与钢丝矫正器结合使用

使用**硬质复合材料作为 Onyfix 趾甲矫正系统，只对一半趾甲进行矫正**：如果趾甲只在一侧有变形和嵌甲，应该将 Onyfix 趾甲矫正系统应用于趾甲的一半（图 5.266）并按照上面描述的方法准备。一旦在趾甲上制作了 Onyfix 趾甲矫正系统，用抹刀抬起患侧。保持趾甲抬起，使用 LED 蓝光灯使复合材料硬化，同时保持所需形状。

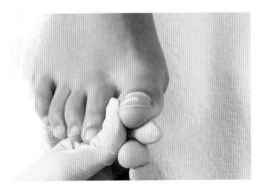

图 5.266　Onyfix 趾甲矫正系统（仅适用于一半的趾甲）

译者：杜雨佳

5.25 金属丝矫正器的准备中需要用到的工具

矫正器	说明	制作	钢丝	环	臂端	挂钩	激活和钩宽调整	有用的工具	切断钢丝	固定
Fraser 矫正器	两端钩，中央环，用石膏模型制作	Ω环是支点	0.5 mm 或 0.4 mm 弹力钢丝	圆头钳、趾甲矫正钳 或 断丝钳	圆柱钳	圆柱钳	平头钳	夹持钳、砧、锤（100 g）、锉	断丝钳	Onycholit、Unguisan 或凝胶技术
3TO 矫正器	不锈钢，三件分支三部撑，开放式设计	双侧线加一个中心环	预制的不同型号的弹力钢丝支点为中心钢丝环		组合弯曲钳	组合弯曲钳	组合弯曲钳	夹持钳、卷绕钩、锉	侧切钳	Onycholit、Unguisan 或凝胶技术
3TO PLUS+ 矫正器	预制三件钢丝套件，中央环支点	两根带 PLUS + 垫的弹簧侧线	0.25 mm 或 0.30 mm 弹簧钢丝			组合弯曲钳		夹持钳、酒精拭子	侧切钳	凝胶和添加剂
VHO-Osthold 矫正器	预制不锈钢三件套，中央支点	双侧线加一个中心回路	准备不同型号的预成形钢丝和不同直径的中间环		圆头钳或锥口钳	圆头钳复位	平头钳或锥口钳	夹持钳、卷绕钩	侧切钳	Onycholit、Unguisan 或凝胶技术
Ortogrip 矫正器	带塑料矫正器的不锈钢预成形矫正器	双侧线加一个中心回路	准备不同直径的弹簧线和同宽度的中心线		梯形钳	变形梯形钳	梯形钳	缠绕钩、双头砂轮、涂抹器、剪刀、锉刀、附件、清洁剂、测量工具	侧切钳	Onycholit、Unguisan 或凝胶技术

续表

矫正器	说明	制作	钢丝	环	臂端	挂钩	激活和钩宽调整	有用的工具	切断钢丝	固定
SSO4U 矫正器	三部分预成形不锈钢钉相关矫正器	2条钢丝侧边加1条U形回路	预成形弹簧钢丝支点，不同厚度		弯曲钳	弯曲钳	弯曲钳	持钳、卷绕钩、锉、2副目镜	侧切钳	Onycholit、Unguisan 或凝胶技术
ORa 矫正器	预制弹簧（不锈钢）	2条钢丝侧边	预制弹簧不锈钢丝（右/左）		圆头钳	圆头钳	带孔的平口钳	持针器、锉	侧切钳	Onycholit、Unguisan 或凝胶技术
Corectio 钛矫正器	预制钛矫正器	2条钢丝侧边	不同厚度的预制钢丝支点		圆头钳			夹持钳、卷绕钩	侧切钳	Onycholit、Unguisan 或凝胶技术
COM-BI-ped 矫正器	胶粘剂和钢丝支点组合	弹簧钢丝矫正器粘合矫正器	弹簧钢丝支点，3种不同厚度		组合弯曲钳	组合钳	组合钳	夹持钳、锉、酒精试子、吸管	侧切钳	Pedigel
Goldstadt 专业矫正器	三种准备方案	带固定挂钩、单边矫正器、粘合矫正器	镀金无铅钢，最大者宽3 mm、厚0.1 mm		梯形钳	梯形钳	梯形钳	剪刀、锉刀、侧线敷贴器、镊子、趾甲折叠器		活化剂、清洁剂、凝胶、模型刷、粘合剂、测量助剂、光固化凝胶
Gorkiewicz Orthese Austria 矫正器	无中心环或Ω环的可弯曲弹簧线	钢板弹簧矫正器			圆头钳	圆头钳	平口钳	夹持钳、锉	侧切钳	Onycholit、Unguisan 或凝胶技术

译者：杜雨佳

5.26 粘合矫正器概述

矫正器	说明	材料	工作材料	密封胶
Goldstadt 专业经典矫正器	预制的不锈钢材料。镀金使之具有良好的附着力，低致敏性	镀金不锈钢宽 3 mm，厚 0.1 mm，长 100 mm	圆头平嘴钳、双头钩、凝胶刷、剪刀、锉刀、粘合剂、活化剂、清洁剂、测量辅助工具	光固化凝胶
Goldstadt 改良版矫正器	三种准备方式：固定钩、半边矫正器、预制矫正器	镀金不锈钢宽 3 mm，厚 0.1 mm 和 0.15 mm	扁平凝胶刷、梯形钳、双头钩、活化剂、粘合剂、凝胶刷、清洁剂、测量辅助工具	光固化凝胶
BS 矫正器	由合成材料制成的弹片	合成材料粘合矫正器	不同尺寸的贴片、速溶胶、刷涂胶、清洁剂	固定材料
Onyclip 矫正器	多功能涂塑材料的趾甲矫正系统	带粘合胶的环氧树脂涂层弹簧不锈钢条带	圆头钳、剪刀、锉刀、侧切钳、镊子、卷尺、凝胶	凝胶粘合剂
Podofix 活性粘合矫正器	一个合成垫与一根接合后被拉紧的接合钢丝组成的矫正器	合成材料粘合矫正器	不同尺寸的矫正器、酒精拭子、活性粘合凝胶、助紧剂	带有微型灯的踏板
Erki 技术	具有两个固定元件（橡胶圈连接）的粘合矫正器		固定元件、橡胶圈、保护管、镊子、固定钩、专用粘合剂	特种胶粘剂

译者：杜雨佳

5.27 趾甲矫正器操作不当造成的错误和后果

趾甲矫正器操作不当造成的错误和后果见图 5.267 ～ 5.274。

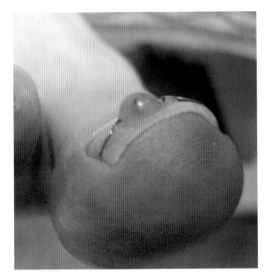

图 5.267 密封胶太多易导致鸡眼

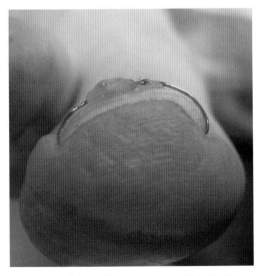

图 5.268 由于钢丝未正确修圆而引发胼胝。压力和拉力受到影响

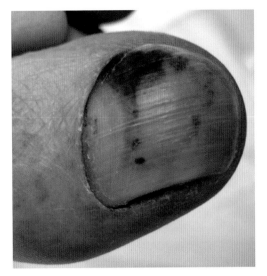

图 5.269 由于拉力过大造成的甲下出血

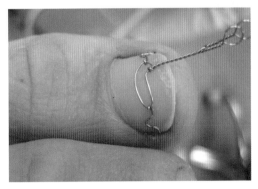

图 5.270 鸡眼风险。趾甲上的集中压力和中心环的位置不正确,导致拉力分布不均匀

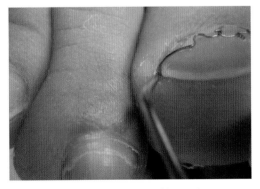

图 5.271 挂钩定位不正确而刺激甲沟

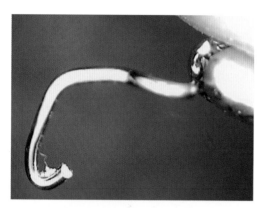

图 5.272　不正确修剪断端可能会导致组织损伤

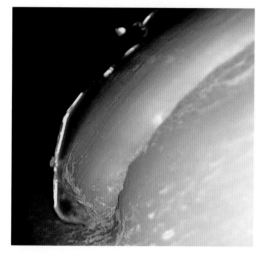

图 5.273　钢丝不正确的弯曲

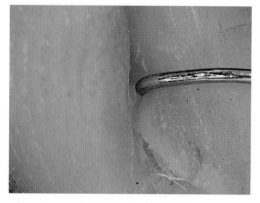

图 5.274　薄甲上的矫正器过度激活

译者：罗咏

趾甲修复术

6

趾甲修复术是指通过在患处放置义甲或部分甲板，对甲板的老化部分进行治疗性的有效替换。这种技术也被用于控制损坏的甲板。可以用于以下两种情形：

- 作为一种临时性措施（甲分离或甲剥脱）
- 用于治疗永久性损伤，如趾甲营养不良或趾甲缺失

以下技术或材料是适用的：

- 铸造工艺
- 人造琥珀铸造技术
- 甲板修复
- Unguisan 义甲
- Impro 系统
- BS 趾甲
- 光固化技术在趾甲修复中的应用
- 丙烯酸酯材料
- Unguisan 技术
- 合成材料的涂刷修饰

6.1 铸造工艺

材料

冷固化合成材料（粉末和液体）。粉末有三种不同的颜色：透明、粉红色和乳白色。

操作用物（部分见图 6.1）

- 牙科调药盅
- 抹刀
- 填塞物
- 钻头 / 打磨仪
- 移液管
- 小药匙
- Onycholit（治疗和修复趾甲问题的产品。一种趾甲软化剂或软化液，用于帮助解决趾甲硬化、变脆或变形等问题）（Gerlach 品牌）

- Unguisan（一种针对趾甲问题的护理产品，可能是一种液体、凝胶或膏状产品，用于治疗和修复各种指甲问题，如脆弱、裂纹、断裂、变形等）（Greppmayr 品牌）
- Paladur 修复剂（一种用于趾甲护理和修复的产品）（Kulzer 品牌）

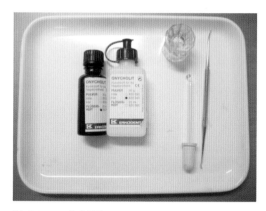

图 6.1　工作材料

指征

- 甲板替换
- 弯曲趾尖的矫正
- 防摩擦保护
- 矫形器固定

禁忌证

- 甲床损伤
- 甲床感染
- 肉芽组织
- 甲床湿疹
- 甲真菌病
- 不同原因导致的趾甲完全缺失

说明（图 6.2 ～ 6.6）

清除所有角质化和易脆的趾甲。用丙酮或苯去油渍（不要使用含酒精的溶液，因为它会阻碍粘贴）。做甲沟填塞。将一药匙粉末与六滴液体（相当于五份液体和三份粉末）

混合在牙科调药盅中，用抹刀迅速混合 15
～ 20 秒，直到混合物的稠度像液体蜂蜜。
将混合物均匀涂抹在趾甲上，重建趾甲。在
趾甲上覆盖纤维素膜有利于甲板成形。取出
填塞物。经过 5 分钟的固化时间，可以磨削
趾甲。

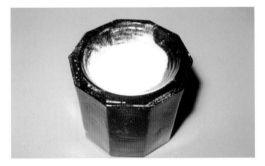

图 6.2　粉末固化合成材料

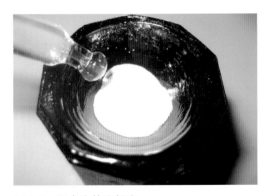

图 6.3　混合液体和粉末

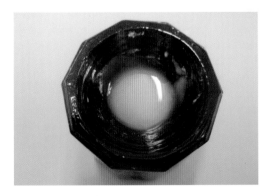

图 6.4　调配混合物

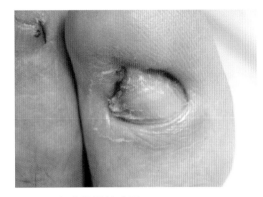

图 6.5　部分缺损的趾甲

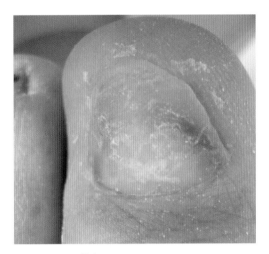

图 6.6　义甲修复

建议

　　分层涂抹混合物，防止变形和过热（化
学反应）。制作甲板的原材料要放在棕色的
瓶子里，在室温下保存，避光。

　　塑甲前的甲沟填塞物，成甲后要取出来。

译者：刘洋

6.2 人造琥珀铸造技术

材料
- 0.5 mm 厚、透明、具热塑性和柔韧性的醋酸纤维素（人造琥珀）片
- 冷固化合成材料（粉末和液体）。粉末有三种不同的颜色：透明、粉红色和乳白色

操作用物
- 牙科调药盅
- 抹刀
- 甲沟填塞材料
- 探针 / 刮匙
- 移液管
- 小药匙
- Onycholit（Gerlach 品牌）
- Unguisan（Greppmayr 品牌）
- Paladur 修复剂（Kulzer 品牌）

指征
甲床远端过窄。

禁忌证
- 甲床损伤
- 甲床感染
- 肉芽组织
- 甲床湿疹
- 甲真菌病
- 不同原因所致趾甲完全缺失

说明（图 6.7）
从纸上切出一个锐角三角形。三角形的长度必须与可见的趾甲边缘相同，且为了便于夹板的定位，至少比脚趾的尖端长 10 mm。用金刚石打磨三角形的边缘。弯曲三角形，将其推到近侧趾甲边缘下；三角形

的尖端必须略低于原来的趾甲宽度。轻轻地将夹板的远端向外压向甲皱襞，扩大甲床。

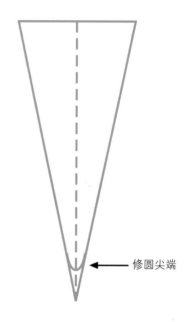

修圆尖端

图 6.7　带中心折叠线的锐角三角形将夹板保持在此位置，直到材料完全变硬。将一药匙粉末与六滴液体（相当于五份液体和三份粉末）混合在牙科调药盅里，用抹刀快速搅拌 15～20 秒，直到混合物的稠度类似液体蜂蜜。最后，磨掉突出的边缘，在甲沟处做填塞处理。

译者：刘洋

6.3 甲板修复

材料

冷固化合成材料（粉末和液体）。粉末有三种不同的颜色：透明、粉红色和乳白色。

操作用物（部分见图 6.8）

- 两块有机玻璃板（5 ～ 10 mm 厚）
- Leukotape P（BSN 医用）（一种防水、透气的胶带）
- 牙科调药盅
- 抹刀
- 甲沟填塞物
- 刮匙
- 移液管
- 小药匙
- Onycholit（Gerlach 品牌）
- Unguisan （Greppmayr 品牌）
- Paladur 修复剂（Kulzer 品牌）

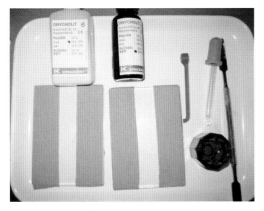

图 6.8　工作材料

指征

- 甲板替换
- 矫正向上生长的趾尖
- 矫正远端过窄的甲床

禁忌证

- 甲床损伤
- 甲床感染
- 肉芽组织
- 甲床湿疹
- 甲真菌病
- 不同原因所致趾甲完全缺失

说明（图 6.9 ～ 6.18）

- 要制作一个义甲，将两个白胶带粘在一块有机玻璃板上，以创造均匀的间距。混合少量的合成材料，确保没有形成气泡。将粉末和液体（五份液体和三份粉末）混合在牙科调药盅里，用抹刀迅速搅拌 15 ～ 20 秒，直到混合物的稠度像液体蜂蜜。将几乎所有的材料都倒在粘白胶带的有机玻璃板上，然后将第二块有机玻璃板放在上面。轻轻地将两块有机玻璃板压在一起，使材料分布均匀

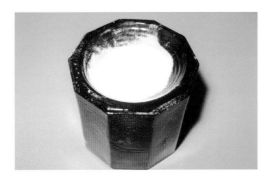

图 6.9　粉末固化合成材料

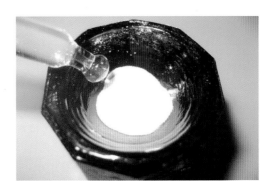

图 6.10　混合液体和粉末

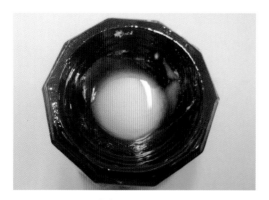

图 6.11　调配混合物

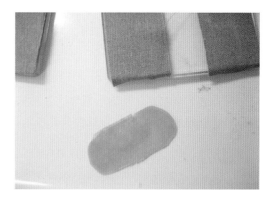

图 6.14　放置材料

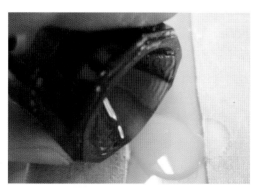

图 6.12　将材料倒在有机玻璃板上

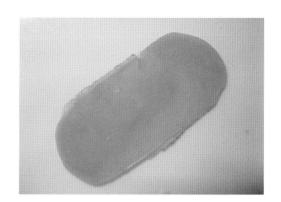

图 6.15　材料硬化

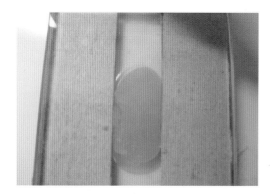

图 6.13　将两块有机玻璃板压在一起，使材料
　　　　 分布均匀

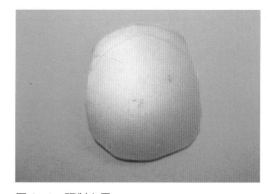

图 6.16　预制义甲

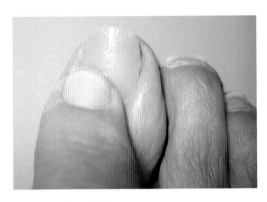

图 6.17 放置义甲

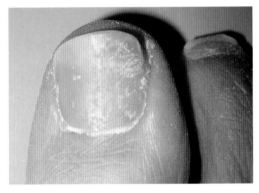

图 6.18 固定义甲

- 在材料硬化之前，用抹刀除去多余的材料
- 用手指按住义甲，直到它完全固定
- 使用甲沟填塞物
- 用打磨仪除去所有的粘合材料，义甲就可以重复使用了

译者：刘洋

- 一旦材料变硬，就用抹刀将两块有机玻璃板分开
- 自 1997 年以来，已有预制透明板（PG190，Greppmayr），以及 30 种可以用剪刀单独剪出的义甲

应用义甲

- 裁剪前先将制作好的板材加热，然后用剪刀小心地剪出原来的趾甲形状。加热使材料更柔韧，并确保义甲贴合甲床的横向曲度
- PG190 材料即使在寒冷的情况下也是柔韧的，并且可以用圆头钳塑形
- 使用剩余的材料混合物固定义甲
- 将材料涂抹在剩余的自然趾甲上
- 将义甲以直立的角度放置在近端甲皱襞，轻轻地向趾尖方向推移

6.4 Unguisan 义甲

材料

透明冷塑形材料。

Unguisan 是一种由粉末和固化剂（液体）组成的双组分合成树脂。这两种组分结合后，立即发生持续几分钟的化学交联过程（聚合）。在此期间，材料可以成形为所需的形式。义甲在颜色、形状和质地上与自然趾甲十分相似，并与自然趾甲牢固而温和地结合。

操作用物（部分见图 6.19）
- 透明塑料义甲
- 正交圆头钳
- Unguisan 粉末及固化剂
- 切削工具
- 量匙
- 刮刀

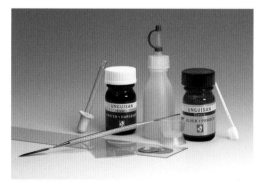

图 6.19 工作材料

指征
- 外伤所致趾甲脱落
- 趾甲断裂
- 甲分裂
- 甲弯曲
- 慢性趾甲损伤

- 暂时性畸形
- 美甲

禁忌证
- 开放性伤口
- 甲床损伤
- 趾甲或皮肤真菌病

说明
- 清除松动或损坏的趾甲部分和角质
- 确保剩余的自然趾甲和甲床干燥、无油脂、清洁
- 在需要的地方做填补和粘合，为义甲提供水平的基座
- 使用由透明冷塑形材料制成的预成形义甲，并用手工工具（如正交圆头钳）和打磨工具塑形，以适合原始甲。混合 Unguisan 粉末和固化剂（1 量匙粉末大约需 20 滴固化剂）。一旦混合物呈糊状，将义甲板粘附到剩余的自然趾甲上，用抹刀涂抹。均匀分布的材料和 Unguisan 独特的颜色创造了一个外观自然的义甲

整体义甲最显著的优点是在硬化过程中施加的压力保持不变，不压迫向上生长的趾尖或突出的甲皱襞，使自然趾甲生长而不受阻碍。

根据个人的情况，一个义甲可以佩戴长达三个月，从而达到长期的治疗效果，这也凸显了这种方法的经济效益。患者佩戴义甲时生活舒适，日常活动不受阻碍。义甲与天然趾甲一起生长，可用金刚石钻头磨短。必须有部分自然趾甲，以确保义甲的适当粘附。

Unguisan 的处理问题

如果不是完全变硬，而是"结晶"，则可能有多种原因：

（1）固化剂以某种方式受到损害，例如，储存方法不正确、使用过期材料或存在污垢。

（2）混合比例不正确。

（3）调配混合物的时间不够长。

（4）混合量太少（未达到所需的化合物均匀性）。

如果第一个原因可以消除，建议采用以下方法：

至少取2量匙的粉末。慢慢加入固化剂，直到混合物有新鲜的蜂蜜的稠度。混合物稠时应稍微多加一点固化剂，在低温的情况下应少加一点固化剂。给出1量匙粉末应该加多少滴固化剂的准确建议是困难的，因为每个移液管的液滴大小可能有差异，而且还必须考虑到其他因素，如温度、空气湿度等。

将粉末和固化剂彻底混合，直到得到均匀的混合物。一定要不断混合直到固化过程开始。混合物变成糊状，失去光泽，看起来更不透明，才可用于涂抹。事先还要留出足够的时间准备甲板。

下面说明几个应用示例（图6.20～6.23）。

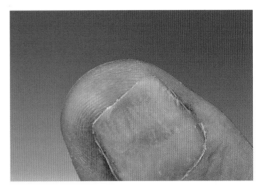

图 6.21　塑造义甲后 1

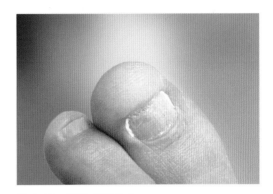

图 6.22　塑造义甲前 2

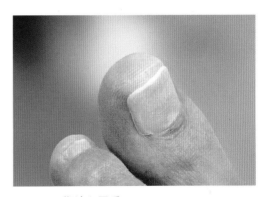

图 6.23　塑造义甲后 2

译者：任举山

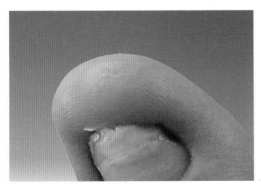

图 6.20　塑造义甲前 1

6.5　Impro 系统（Erkodent 公司）

材料

热塑性聚对苯二甲酸乙二醇酯（PET）箔和合成材料（粉末和液体）。

操作用物（部分见图 6.24）

- 印模材料和 Kneton（品牌）固化剂（缩合固化硅树脂）
- 印模盆
- 印模勺
- Erko（品牌）超硬石膏
- 混合碗
- 挡板
- Onycholit 液
- Onycholit 粉，透明和粉红色
- 剪刀
- 成形罐
- Erkodur（一种塑料材料，常用于制造各种医疗、足部护理产品和其他用途的产品）薄膜
- 酒精灯
- 探测片支架
- 脱脂剂

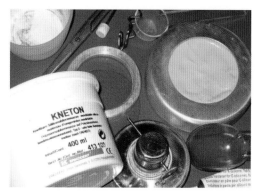

图 6.24　工作材料

指征

- 甲板替换
- 更换部分甲板
- 矫正趾尖上翘
- 矫正远端过窄的甲床

禁忌证

- 甲床损伤
- 甲床感染
- 肉芽组织
- 甲床湿疹
- 甲真菌病
- 不同原因所致趾甲完全缺失

说明（图 6.25 ～ 6.45）

将 Kneton 固化剂与印模材料按比例混合，直至材料呈现均匀的颜色。混合过程最多需要 30 秒。

将混合物放入 Eckle 印模勺中并压平。

将印模勺放在脚趾上，向下施加足够的压力。3 ～ 4 分钟后，取下印模勺，并从印模上剪去多余的悬垂材料。

将 Erko 超硬石膏倒入 Kneton 模具中。待石膏完全坚硬，去除石膏模型，并切去多余的模具材料。

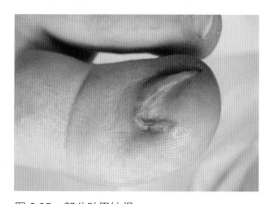

图 6.25　部分趾甲缺损

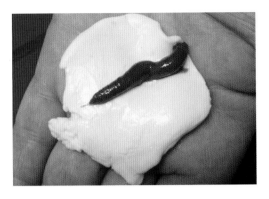

图 6.26 准备印模材料和固化剂

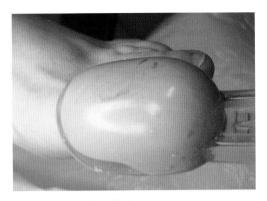

图 6.29 印模勺覆盖趾甲

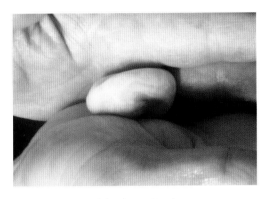

图 6.27 印模材料和固化剂混合

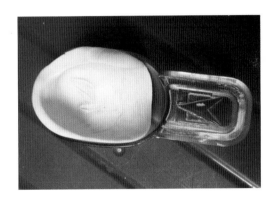

图 6.30 复制出趾甲凹模

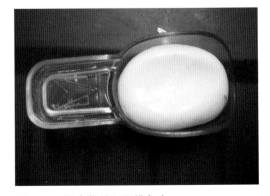

图 6.28 混合物放入印模勺中

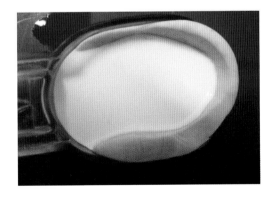

图 6.31 模具中倒入石膏

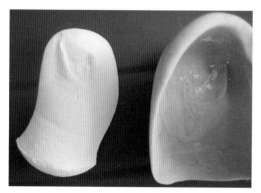

图 6.32　倒模出脚趾模型

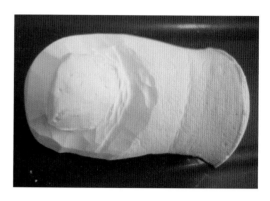

图 6.35　修整石膏甲面周围，暴露突出甲

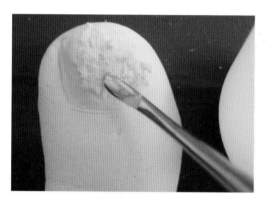

图 6.33　修复石膏模型上的缺损部位

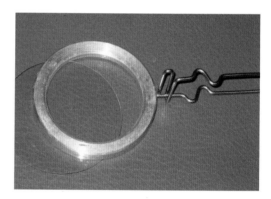

图 6.36　薄膜插入探测片支架

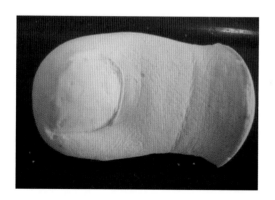

图 6.34　修复好石膏模型甲面

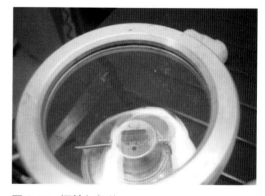

图 6.37　酒精灯加热

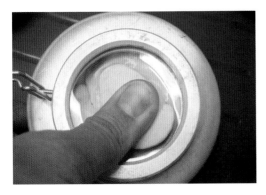

图 6.38 压缩黄色材料

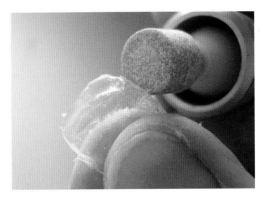

图 6.41 打磨甲片边缘

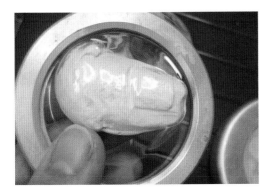

图 6.39 覆盖薄膜材料

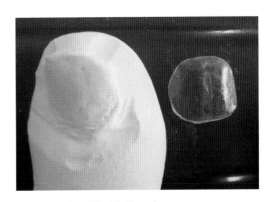

图 6.42 参照模型修整甲片

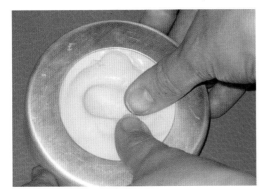

图 6.40 塑形

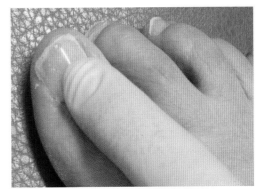

图 6.43 放置甲片

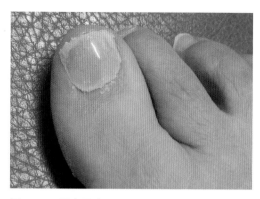

图 6.44　固定甲片

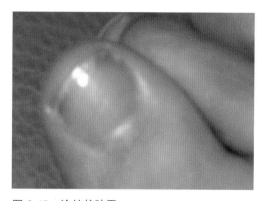

图 6.45　涂抹护肤霜

对新的趾甲形状或缺失的趾甲部分用基础材料进行轮廓构建。用抹刀涂抹阻挡层材料，用刷子使趾甲表面光滑，或在材料变硬后，用细砂纸使趾甲形成最终形状。从剩余的甲皱襞开始，将向内倾斜生长的趾甲磨掉 2～3 mm。同时使用磨具磨去可能向上生长的趾尖。

将 Erkodur 薄膜插入探测片支架，用酒精灯小心加热两侧。用钝的工具测试薄膜的软硬程度，如果留下印迹，薄膜就已经可以进行深度成形了。

将薄膜支架放在模具盆上，将准备好的石膏模型以一定角度向下按压，通过预热的薄膜进入模具盆。几秒钟后取出石膏模型。在取下之前，让薄膜支架和薄膜冷却一会儿。

在模具盆中压缩黄色材料，以创建一个平滑的表面。

用剪刀将甲板剪出一个粗略的形状。然后根据患者的趾甲确定准确的形状。

用锉刀或砂轮磨平义甲的边缘，并在趾甲内部打磨，形成粗糙的表面。

将义甲脱脂，保留自然趾甲和甲床。

混合 Onycholit 直到它显示出相应的颜色（粉红色，透明）并具有黏稠度。

将 Onycholit 涂抹在义甲上，并涂抹在剩余的自然趾甲或甲床上。

放置义甲，只在剩余的自然趾甲区域施加压力。用另一只手将朝上的趾尖向下拉，同时将义甲用作矫正工具。用铲子去除软性多余部分。或者，可以使用氰基丙烯酸酯胶（速溶胶）来固定甲板，但必须只应用在自然趾甲的健康部分。这有助于评估和观察生长的趾甲。

使用粘合带固定义甲，并使用砂轮工具为趾甲塑形。

最后在趾甲上涂抹护肤霜。

甲板必须每四到六周剪一次，具体视个人生长速度而定，以防止甲板抬起。

译者：任举山

6.6 BS（品牌名）趾甲

材料

玻璃纤维制的趾甲条。

操作用物（部分见图 6.46）

- BS 趾甲液
- BS 填料、粉末和液体
- 医用酒精
- 玻璃纤维条
- 涂布器
- BS 趾甲干燥液

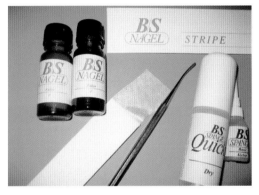

图 6.46　工作材料

指征

- 甲板替换
- 替换部分甲板
- 加固薄甲板
- 矫正趾尖上翘
- 矫正远端过窄的甲床

禁忌证

- 甲床损伤
- 甲床感染
- 肉芽组织
- 甲床湿疹

- 甲真菌病
- 不同原因所致趾甲完全缺失

说明

1. 趾甲部分松动或撕裂

- 用医用酒精或丙酮去除趾甲上的油脂（图 6.47）。

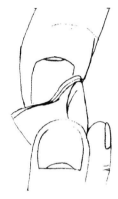

图 6.47　用医用酒精或丙酮去除趾甲上的油脂

- 一旦医用酒精挥发，在松动的甲板上涂抹少量的趾甲液（图 6.48），等待 3 秒。

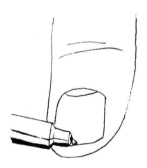

图 6.48　涂抹趾甲液

- 切割一条自粘 BS 玻璃纤维条，并将其放置在趾甲上进行加固。条带必须与趾甲的宽度相符（图 6.49、图 6.50）
- 涂抹少量 BS 趾甲液（氰基丙烯酸酯），确保不会进入角质层或侧甲皱襞 1 mm 内，因为它会在这些区域引起刺激（图 6.51、图 6.52）。

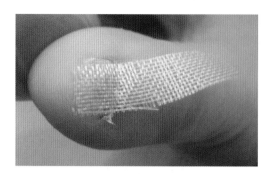

图 6.49　将 BS 玻璃纤维条放置在趾甲上

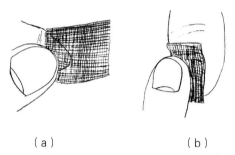

（a）　　　　　　　　　　（b）

图 6.50　加固纤维条

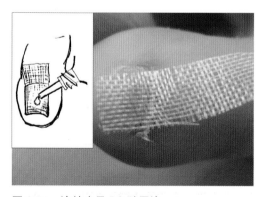

图 6.51　涂抹少量 BS 趾甲液

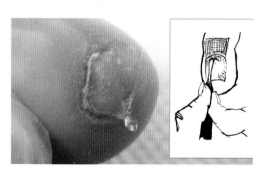

图 6.52　趾甲液涂抹过多

· 在趾甲上喷洒 BS 趾甲干燥液（加速干燥）。喷洒时确保瓶子在距趾甲 10 cm 的地方。义甲会立即干燥，并可进行下一步操作。喷洒过多的 BS 趾甲干燥液可能导致趾甲发热（图 6.53）。

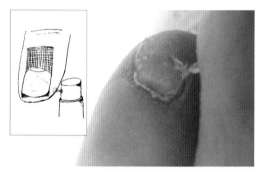

图 6.53　趾甲干燥液涂抹过多

· 轻轻地拔掉趾甲根部多余的自粘 BS 玻璃纤维条，用刚玉石小心地磨掉趾甲周围的玻璃纤维残留物（图 6.54、图 6.55）。

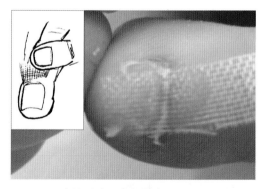

图 6.54　涂抹甲液固定纤维条

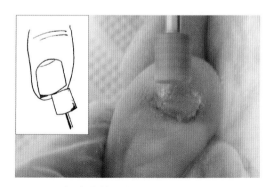

图 6.55　打磨修整甲缘

· 最后，在趾甲上涂抹 BS 趾甲液，并喷洒 BS 趾甲干燥液，防止趾甲液进入甲皱襞。如果发生了这种情况，请立即清除。（图 6.56）。

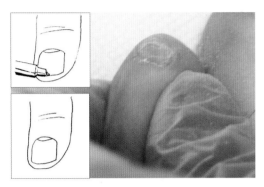

图 6.56 涂抹趾甲液

2. 替换部分缺失的趾甲

应该至少有一半的趾甲还在。

· 用柔软的材料替换缺失的趾，确保其与趾甲的剩余部分齐平（图 6.57、图 6.58）。

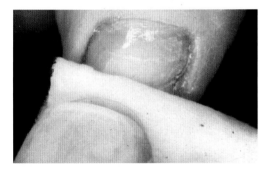

图 6.57 用柔软的材料替换缺失的趾甲

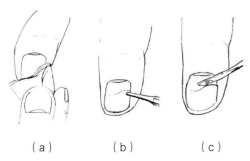

（a）   （b）   （c）

图 6.58 用柔软的材料替换缺失的趾甲并保证平齐

· 大约 3 分钟后，材料变硬。过程与"趾甲部分松动或撕裂"相似，只是加固步骤必须重复三次（图 6.59）。

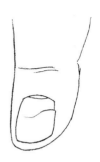

图 6.59 材料变硬

· 切割一条自粘 BS 玻璃纤维条，并将其放置在趾甲上进行加固。条带必须与趾甲的宽度相符（图 6.60）。

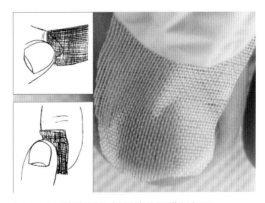

图 6.60 玻璃纤维条覆盖趾甲进行加固

· 涂抹少量的 BS 趾甲液（氰基丙烯酸酯），确保不会进入角质层或侧甲皱襞 1 mm 内，因为它会对这些区域造成刺激（图 6.61、图 6.62）。

· 在趾甲上喷洒 BS 趾甲干燥液（加速干燥）。喷洒时确保瓶子在距趾甲 10 cm 的地方。义甲会立即干燥，并可进行下一步操作。喷洒过多的 BS 趾甲干燥液可能导致趾甲发热（图 6.63）。

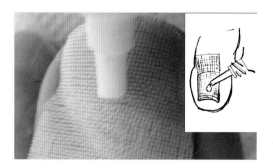

图 6.61 涂抹趾甲液

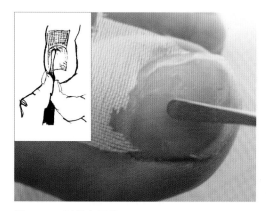

图 6.62 纤维条固化

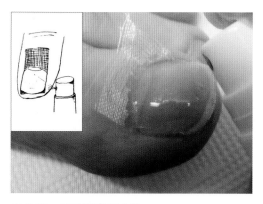

图 6.63 干燥液喷洒过多

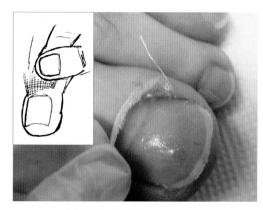

图 6.64 拔掉剩余纤维条

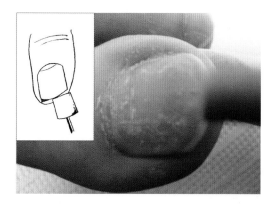

图 6.65 打磨趾甲表面

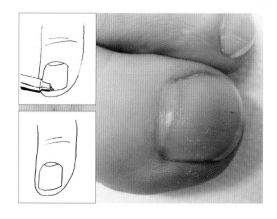

图 6.66 涂抹趾甲液

- 轻轻地拔掉趾甲根部多余的玻璃纤维条，用刚玉石小心地磨掉趾甲周围的玻璃纤维残留物（图 6.64、图 6.65）。

- 最后，将 BS 趾甲液涂抹在甲板上，并喷洒 BS 趾甲干燥液，防止趾甲液进入甲皱襞。如果发生这种情况，请立即清除（图 6.66）。

3. 覆盖甲下鸡眼

- 作为预防措施，在鸡眼的核心区域放置一片浸渍了蜂胶的 Copoline 材料（图 6.67）。

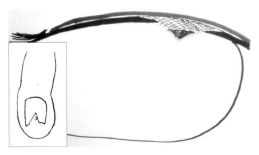

图 6.67　覆盖甲下鸡眼

- 在一个调配器皿中混合相等比例的 BS 填充剂（图 6.68）。

- 将填充剂填充到鸡眼区域，直至趾甲的上缘，以防止甲床干燥，并为甲床提供柔软的填充物（图 6.69）。

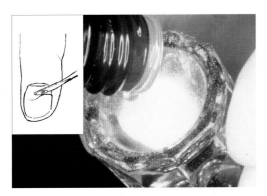

图 6.68　调配填充剂

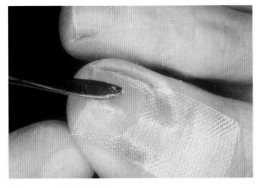

图 6.69　覆盖纤维条

- 用三层 BS 玻璃纤维条覆盖趾甲（方法与"2.替换部分缺失的趾甲"相同）（图 6.70）。

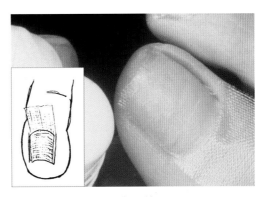

图 6.70　用玻璃纤维条覆盖趾甲

- 用刚玉石或钻磨平不均匀的斑点，并用 BS 趾甲液密封趾甲表面（图 6.71～6.73）。

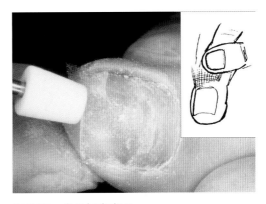

图 6.71　磨头打磨表面

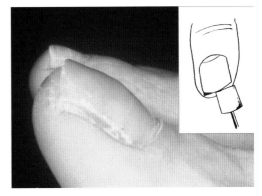

图 6.72　趾甲表面打磨光滑

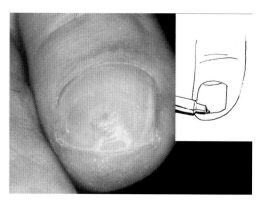

图 6.73 涂抹趾甲液

译者：任举山

6.7 光固化技术在趾甲修复中的应用

材料
* 特殊光固化材料

操作用物
* 凝胶（LCN 或 Gerlach）（品牌名称）
* 刷子
* 清洁剂
* 填塞物

指征
* 甲板替换
* 替换部分甲板
* 矫正趾尖向上
* 矫正远端过窄的甲床
* 摩擦保护（脚趾尖）
* 银屑病、甲破裂或甲营养不良引起的趾甲损伤

禁忌证
* 甲床损伤
* 甲床感染
* 肉芽组织
* 甲床湿疹
* 甲真菌病
* 不同原因所致趾甲缺失

说明（图 6.74 ～ 6.78）

凝胶是基础材料。用一个小的刷子将其均匀地涂抹在光滑和脱脂的趾甲上。用 400 nm 的紫外线治疗大约两分钟。如果需要，可涂几层凝胶。固化过程会留下一层黏膜（很容易用纤维素去除）。这种技术的优点是创造了一个更灵活的义甲（可以磨碎，具有抗

断裂和撕裂的作用）。

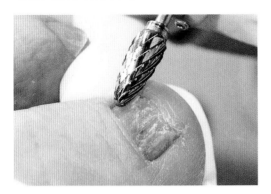

图 6.74 打磨趾甲

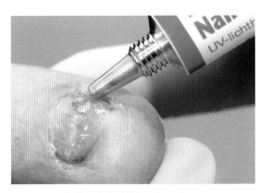

图 6.75 涂抹固化材料并进行固化 1

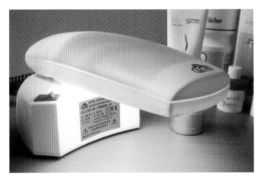

图 6.76 涂抹固化材料并进行固化 2

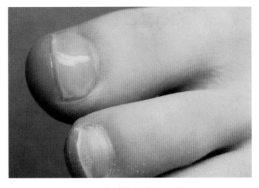

图 6.77 涂抹固化材料并进行固化 3

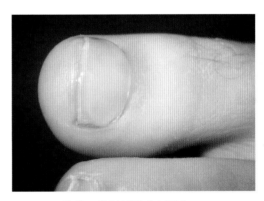

图 6.78 涂抹固化材料并进行固化 4

译者：叶朝辉

6.8 丙烯酸酯材料

材料

丙烯酸酯胶粘剂和医用无纺布。

丙烯酸酯胶粘剂是基础材料，具有消毒杀菌效果。这种材料具有黏性，呈粉红色，可以装在管子里。溶剂的蒸发会使材料变硬。

操作用物

- 丙烯酸酯胶粘剂
- 医用无纺布，如 Copoline
- 刮刀

指征

- 少量的局部趾甲替换
- 由牛皮癣、脆甲或甲营养不良引起的趾甲损伤

禁忌证

- 甲床损伤
- 甲床感染
- 肉芽组织
- 甲床湿疹
- 甲真菌病
- 不同原因所致趾甲缺失

说明（图 6.79）

- 对自然趾甲的现有部分进行脱脂和平滑处理
- 根据需要，将材料直接通过管子轻轻涂抹在趾甲和甲床上，用抹刀涂抹均匀
- 三到四层通常就足够了
- 在添加另一层之前，让材料干燥至少两分钟
- 添加 Copoline 材料的层数可以为义甲提供额外的加固

- 避免涂抹太厚的材料以防形成气泡，将干燥时间延迟到 30 分钟
- 一旦完全硬化，修整和修剪趾甲

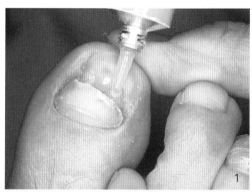

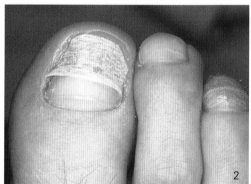

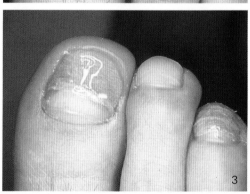

图 6.79　使用 Gehwol 趾甲修复凝胶（Gerlach）制作义甲的步骤

资料来源：Klaus Grünewald，Theorie der medizinischen Fußbehandlung，第 2 卷，第 3 版 .2016 年，Verlag Neuer Merkur。

译者：叶朝辉

6.9 Unguisan 技术

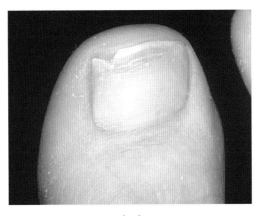

（a）

材料

醋酸布胶带和氰基丙烯酸酯胶粘剂。

操作用物

- 醋酸布胶带
- 氰基丙烯酸酯胶粘剂
- 剪刀

指征

趾甲的部分替换。

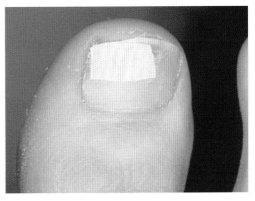

（b）

禁忌证

- 甲床损伤
- 甲床感染
- 肉芽组织
- 甲床湿疹
- 甲真菌病
- 不同原因所致趾甲缺失

说明（图 6.80）

- 优先使用填塞
- 将趾甲表面稍微粗糙处理、脱脂、干燥
- 剪一条比替换部分稍宽的醋酸布胶带，放置在缺损处
- 再剪一条较宽的醋酸布胶带，放在第一条上面
- 小心地将胶粘剂涂抹在整个醋酸布胶带表面
- 丝带材料变得透明，就像天然的趾甲
- 假体可以用砂纸打磨，并用趾甲钳成形

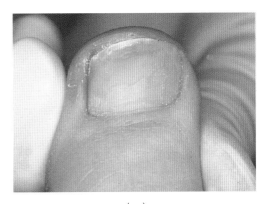

（c）

图 6.80　Unguisan 技术

资料来源：Klaus Grünewald，Theorie der medizinischen Fußbehandlung，第 2 卷，第 3 版 .2016 年，Verlag Neuer Merkur。

译者：叶朝辉

6.10 合成材料涂刷修饰

材料

底料和合成材料（粉末和液体）。

操作用物

- 底料
- 合成材料
- 刷子
- 两个整洁的盘子

指征

- 少量的局部趾甲替换
- 银屑病、甲破裂或甲营养不良引起的趾甲损伤

禁忌证

- 甲床损伤
- 甲床感染
- 肉芽组织
- 甲床湿疹
- 甲真菌病
- 不同原因所致趾甲缺失

说明

- 对甲板进行脱脂和打磨处理，涂一层薄薄的底料
- 涂抹合成材料时，首先将刷子浸入液体中，然后浸入粉末中
- 粉末与刷子上的液体结合在一起，在刷涂过程中变成糊状并变硬。之后彻底清洁刷子。一旦材料完全变硬，按常规打磨和定型趾甲

译者：叶朝辉

填塞和肌效贴

本书中涉及的德国产品品牌名称和德国以外产品的品牌名称

第 7.1 节

- Octenisept，抗菌剂，含奥替尼啶双盐酸盐和苯氧乙醇
- Propolis，蜂胶

第 7.2 节

- Betaisodona 伤口纱布，含有聚维酮碘
- Nebacetin，三联抗生素软膏，强生公司 Neosporin 旗下产品，在德国已不再使用
- Vindex 浓缩液，浸渍秘鲁香脂、碱式硝酸铋和次没食子酸铋
- Dolerma 甲沟油，含小麦胚芽油、水、羊毛脂、酒精、薄荷脑、香茅油、樟脑、香味剂、黄原胶

7.1　Copoline

（用于填塞甲沟的材料）

材料

- Copoline
- 即用型单层纱布材料

操作所需（图 7.1）

- 双头钩和甲沟填塞勺
- Copoline
- 消毒剂

适应证

- 甲皱襞的损伤和感染
- 痛性胼胝

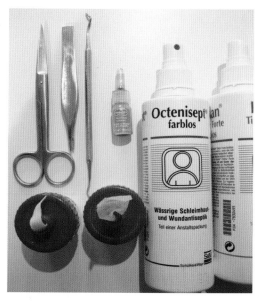

图 7.1　甲沟填塞材料

注意事项

填塞如果超过三天容易引起感染。

填塞操作（图 7.2～7.5）

裁剪一片大小适当的 Copoline 材料并用 Octenisept、Propolis 或 Dolerma 溶剂润湿。将填塞物平放在甲片上，轻轻推到甲侧缘下方。

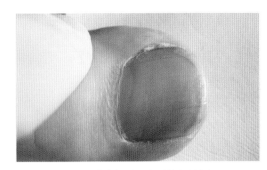

图 7.5　填塞后背侧不能看到填塞材料

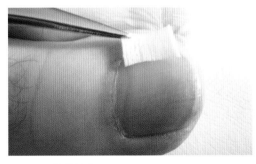

图 7.2　裁剪纱布

应用时限

1～3 天。

译者：杨晓东

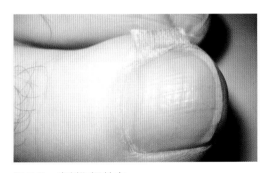

图 7.3　溶剂润湿纱布

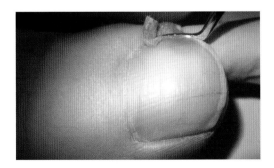

图 7.4　甲沟填塞纱布

7.2　Copoline、含药物的无纺布和敷贴

材料

即用型单层无纺布，上面可以涂抹消毒软膏。这类填塞物的优点是卫生而且可以随时使用。

- 药物伤口纱布
- Betaisodona 伤口纱布
- Nebacetin 纱布（此填塞物属于处方管制范围）
- Vindex 敷贴

操作所需

- 含有活性药物的 Copoline
- 灭菌 / 消毒后的镊子
- 灭菌 / 消毒后的双头钩和甲沟填塞勺

适应证

- 甲皱襞损伤
- 痛性胼胝

注意事项

填塞如果超过三天容易引起感染或过敏反应。

操作

类似于油纱条，由两层箔片保护，可裁剪至所需尺寸。用手指将两片箔片互相摩擦，可以显露出所需要的纱条，用灭菌 / 消毒后的镊子取出含药物的纱条，用无菌的甲沟填塞勺将其轻轻填塞入甲沟。

应用时限

一到三天。

译者：杨晓东

7.3　Ligasano（一种泡沫状的医用材料）填塞

材料

Ligasano 白色系列产品，是一种用于伤口治疗的聚氨酯泡沫敷料，以其快速缓解压力和可靠的吸收性而闻名。它通过机械刺激创口和皮肤促进血液循环，吸附渗出液，由此，清洁污染或感染的伤口，并促进"清洁伤口"的肉芽形成和上皮化。本品不含其他活性成分，完全低致敏性，可确保换药有效而不影响伤口愈合。

操作所需

- 双头钩和甲沟填塞勺
- Ligasano 白色系列产品（图 7.6 ～ 7.8）
- 剪刀
- 消毒剂

适应证

- 受污染或感染的创面
- 有问题的创面（在其清洁阶段、肉芽形成阶段和上皮化阶段）
- 慢性创面，烧伤，擦伤，用作术后换药敷料，用于网状移植物覆盖，用于激活迁延不愈的创面

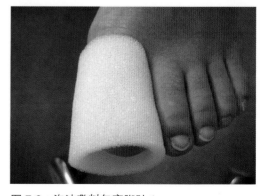

图 7.6　泡沫敷料包裹脚趾 1

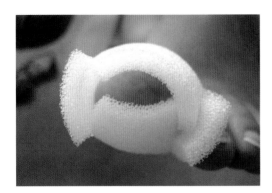

图 7.7　泡沫敷料包裹脚趾 2

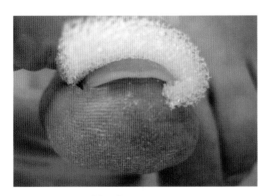

图 7.8　泡沫敷料包裹脚趾 3

禁忌证

- 没有

并发症

正确使用敷料则没有并发症。

不会发生粘在创面上的情况。

在极少数情况下，Ligasano 白色系列产品在应用时必须略微润湿。

操作过程

- 裁剪一块大小适当的 Ligasano 白色系列产品
- 将 Prontoman 凝胶、Propolis 凝胶或者 Octenisept 涂抹在甲皱襞处
- 将填塞物平放在甲皱襞上，用双头钩或者甲沟填塞勺轻轻填塞入甲沟，并放置

于侧甲缘下方

应用时限

填塞物只能在伤口上放置 1～3 天（图 7.9～7.12）。

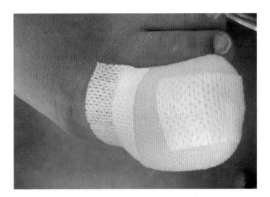

图 7.9　包扎甲沟泡沫填塞物 1

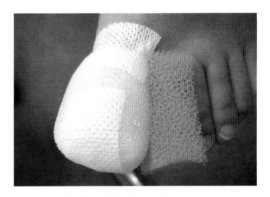

图 7.10　包扎甲沟泡沫填塞物 2

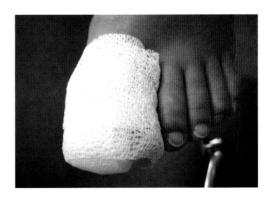

图 7.11　包扎甲沟泡沫填塞物 3

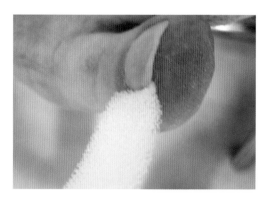

图 7.12　包扎甲沟泡沫填塞物 4

译者：杨晓东

7.4　SMIG

材料（图 7.13）

SMIG 是一种柔韧的合成材料，通常用作假牙的粘合垫衬垫。它是由聚甲基丙烯酸丁酯、聚丙二醇单体和食用色素组成的复合物。

操作所需

- SMIG 剪刀
- 牙科调药盅
- 镊子
- 双头钩
- 窄抹刀或趾甲刀

适应证

- 保护甲皱襞免受摩擦
- 在使用趾甲矫正器治疗期间保护趾甲
- 痛性胼胝

禁忌证

甲皱襞感染。

操作过程（图 7.14、图 7.15）

从 SMIG 片上裁剪出一个小楔片，确保它的长度和宽度与甲皱襞的大小一致。将一些丙酮溶剂涂在 SMIG 楔片上，然后用窄抹刀或趾甲刀轻轻地将楔片塞入甲沟，注意不要把它塞得太深，因为那样会引起刺激症状。溶剂完全蒸发后它就是一个柔软的填塞物。

应用时限

SMIG 楔片在甲沟中可以保留四周。如果没有引起刺激症状，它甚至可以保留八周。

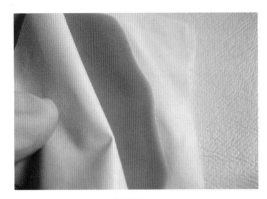

图 7.13　SMIG 合成材料

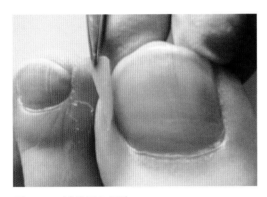

图 7.14　衬垫置入甲沟

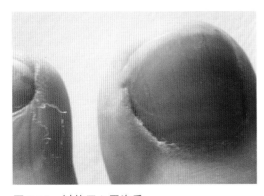

图 7.15　衬垫置入甲沟后

译者：杨晓东

7.5　古塔胶（Gutta-percha）

材料

古塔胶是由热带杜仲树的树汁干燥浓缩而成。它的化学结构类似于天然橡胶。

操作所需

- 古塔胶片
- 剪刀
- 牙科调药盅
- 镊子
- 丙酮
- 双头钩
- 趾甲刀或窄抹刀

适应证

- 保护甲皱襞免受摩擦
- 在使用趾甲矫正器治疗期间保护趾甲
- 痛性胼胝

禁忌证

甲皱襞感染。

操作过程

- 从古塔胶片上剪下一个小楔片，确保它的长度和宽度与甲皱襞的大小一致
- 将古塔胶楔片浸入丙酮中 12 秒，使其软化，然后立即填塞入甲沟。建议用窄抹刀或趾甲刀反复多次将丙酮涂到古塔胶楔片上
- 丙酮挥发后，体温会使古塔胶楔片保持一定的柔韧性，因此，它适合于卷曲甲的初步矫正
- 如果没有刺激症状，将古塔胶楔片保留在甲沟处直到下一个治疗期。为了避免刺激症状，需要在甲沟处抹平古塔胶楔片并保持

其平整

应用时限

古塔胶楔片在甲沟中可以保留四周。如果没有引起刺激症状,它甚至可以保留八周。

译者:杨晓东

7.6 硅树脂产品

材料

- 硅树脂,例如 Bland-Rosé(品牌)(经销商:Bernd Stolz 公司)
- Erkoton HE(Erkodent 公司)
- 软管(Süda 公司)
- Peclavus 软性矫正器(Ruck 公司)

操作所需

- 硅树脂
- 搅拌垫
- 抹刀

适应证

- 保护甲皱襞免受摩擦
- 在使用趾甲矫正器治疗期间保护趾甲
- 痛性胼胝

禁忌证

甲皱襞刺激症状和感染。

操作过程(图 7.16 ～ 7.20)

按照生产商提供的说明书,混合硅树脂,用抹刀小心地将其放入甲沟和甲游离缘的下方。

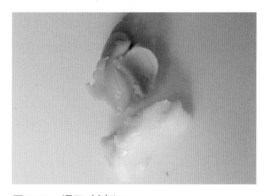

图 7.16 调配硅树脂 1

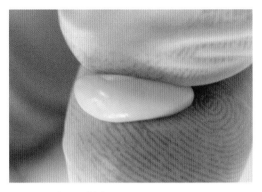

图 7.17　调配硅树脂 2

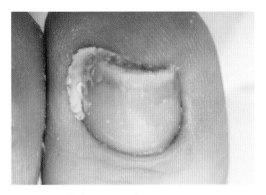

图 7.20　硅树脂置入甲沟后

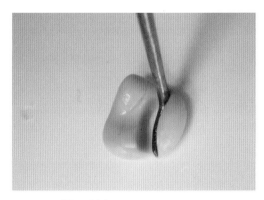

图 7.18　调配硅树脂 3

应用时限

如果没有刺激症状，硅树脂可以保留在甲沟 4 ～ 6 周。4 周后，必须重新更换并调整填塞物。

译者：杨晓东

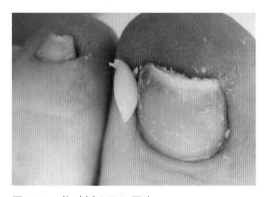

图 7.19　将硅树脂置入甲沟

7.7 甲沟套管

材料（图 7.21）

甲沟套管是带有纵向裂缝的小塑料管，有不同型号。

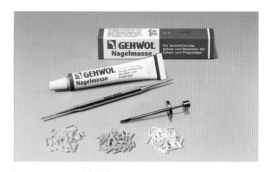

图 7.21 套管材料

操作所需

- 甲沟套管
- 镊子
- 涂抹器
- 剪刀
- 双头钩
- Gerlach 趾甲胶
- Unguisan 粘合剂或其他速干粘合剂

适应证

- 保护甲皱襞免受摩擦
- 在使用趾甲矫正器治疗期间保护趾甲
- 痛性胼胝

禁忌证

甲皱襞刺激症状和感染。

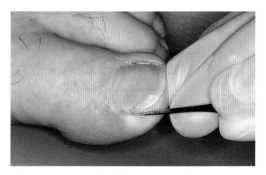

图 7.22 置入套管 1

操作过程（图 7.22～7.26）

根据侧甲缘的长度，裁剪甲沟套管的长度。沿侧甲缘，使用镊子或一个特殊的推送器（Greppmayr）将套管从甲远端推向近端。

操作之前，须将甲沟套管的尖端裁剪圆滑。

甲板上甲沟套管的可见部分必须用 Gehwol 义甲材料（Gerlach），或 Unguisan 粘合剂（Greppmayr）或其他速干粘合剂固定。

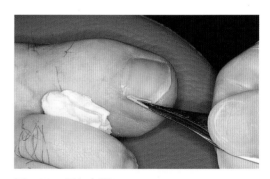

图 7.23 置入套管 2

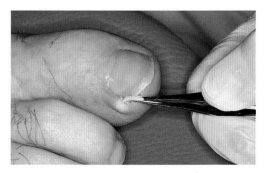

图 7.24 置入套管 3

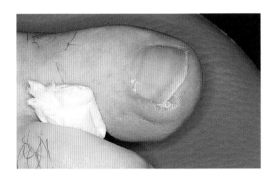

图 7.25　置入套管 4

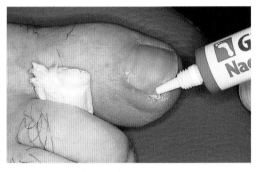

图 7.26　置入套管 5

来源：Gerlach

应用时限

如果没有刺激症状，甲沟套管可以留在甲沟 4～8 周。4 周后，填塞物必须重新定位。

译者：杨晓东

7.8　包装精良的产品

Prontoman 凝胶（图 7.27）

活性成分：聚己亚甲基盐酸。

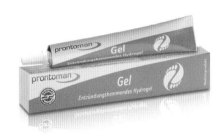

图 7.27　Prontoman 凝胶

Prontoman 凝胶可以防止病原体通过甲床的小裂隙或微小创伤进入。它能闭合受伤部位并促进其愈合。它能与填塞术或甲矫正术联合使用。嵌甲患者可以在家中自行在患处涂抹 Prontoman 凝胶，每天两次。这样做可以防止感染，并促进创面的愈合。

Prontoman 喷雾剂（图 7.28）

活性成分：聚己亚甲基盐酸。

在治疗前，必须用 Prontoman 喷雾剂喷洒足部以清除细菌。为软化胼胝，应反复喷洒于病损部位。大约 2 分钟后死皮细胞变白并开始松解。与其他化学性的胼胝软化剂相比，这个过程是纯物理性的，不会影响健康的皮肤。由于松解的死皮细胞可以被双头钩轻轻地去除，而不会对皮肤造成创伤，因此皮肤受伤的风险很小。

在较长时间的暴露后，足掌部和足跟部的胼胝也是可以轻松去除的。在患处敷上 Prontoman 喷雾剂润湿的棉垫或敷贴，并用保鲜膜封包 10～12 分钟。

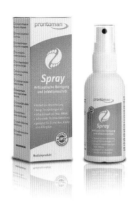

图 7.28　Prontoman 喷雾剂

蜂胶溶剂（图 7.29）

活性成分：天然角质溶解剂。

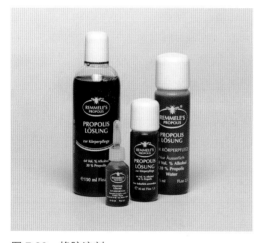

图 7.29　蜂胶溶剂

适应证

- 皮肤护理
- 软化胼胝
- 填塞物的固定和保护或者敷料的浸润
- 文身、永久妆容、穿孔后的皮肤护理
- 皮肤轻微擦伤的闭合
- 痤疮皮肤护理
- 动物的护理

作用方式

蜂胶溶剂具有树脂基，因此不溶于水。它不会穿透皮肤的深层，而是在皮肤的外层覆盖一层保护膜。它机械性地软化多余的胼胝，从而促进其脱落。溶剂干燥后，其成分促进皮肤弹性和光滑，所含的生物黄酮苷类化合物能够抑制病原微生物的繁殖。

操作过程

先将适量蜂胶溶剂置于病变区域，然后均匀涂抹。天然产物可能会引起一些变色，一旦溶剂干燥，颜色就会消失。注意不要将溶剂擦到眼睛里。

Octenisept 喷雾剂特征（图 7.30）

- 广谱抗菌
- 起效迅速
- 良好的皮肤黏膜耐受性
- 适用于婴儿及早产儿
- 操作时不引起疼痛
- 无色

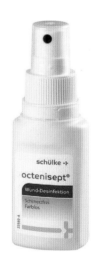

图 7.30　Octenisept 喷雾剂

组成成分

100 g 溶剂包含：

- 药用活性成分
  0.1 g 奥替尼啶双盐酸盐
  2.0 g 2- 苯氧基乙醇
- 其他成分
  （3- 酰胺基丙基椰油）二甲基铵醋酸盐

  D- 葡萄糖酸钠
  85% 甘油
  氯化钠
  氢氧化钠
  纯净水

用途

伤口处理：创伤、外科手术和烧伤创面的抗菌处理。

黏膜抗菌：作为耐甲氧西林金黄色葡萄球菌感染患者的全身用抗菌洗液。

对以下微生物有效：

- 细菌
- 沙眼衣原体和支原体
- 真菌和酵母菌
- 滴虫
- 病毒（单纯疱疹病毒、乙型肝炎病毒、丙型肝炎病毒和艾滋病病毒）

说明

在操作之前：必须用消毒剂均匀、彻底地消毒皮肤和黏膜区域。

操作方法

拭子法：用浸湿的拭子在无菌条件下擦拭局部区域。由于黏膜的解剖和生理特点，这是首选的应用方法。

喷洒方法：可将 Octenisept 喷雾剂直接喷洒于皮肤及黏膜区域。

特别说明

- 为防止组织损伤，不得将产品注入组织或加压应用于组织。冲洗创面要注意引流冲洗液
- 不要吞入 Octenisept 喷雾剂或让它进入血液（如不要用于注射）
- 不要将 Octenisept 喷雾剂与其他杀菌药物混合使用，也不要与碘伏混合使用，因为它会导致皮肤变色（由棕色变为紫色）
- 待 Octenisept 喷雾剂完全干燥，就可以使用敷料或伤口衬垫覆盖创面
- 在极少数情况下，Octenisept 喷雾剂可引起轻微灼烧感
- 喷雾可以加热到体表温度
- 不得超过有效期使用
- 一旦打开使用，使用时间不得超过三年
- 放在儿童够不着的地方

Octenisept 凝胶（图 7.31）

无刺激性，无致敏性，无疼痛感，无组织毒性，无肉芽刺激或上皮化损伤。

组成成分

纯净水，甲基乙二醇，羟乙基纤维素，盐酸奥替尼啶。

应用

Octenisept 凝胶适用于急性皮肤损伤，如擦伤、割伤和轻微灼伤，如晒伤。为了达到最佳愈合效果，创面应该保持充分湿润。湿润的环境能够促进愈合过程中皮肤细胞的分裂和迁移。此外，必须保护创面不受感染。

Octenisept 凝胶的特殊配方为创面提供水分，并形成保护屏障，防止细菌感染。因为 Octenisept 凝胶可以使病原体灭活，所以，Octenisept 凝胶既可以消除炎症和抗感染，还可以促进创面愈合。

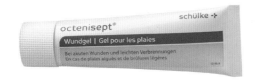

图 7.31 Octenisept 凝胶

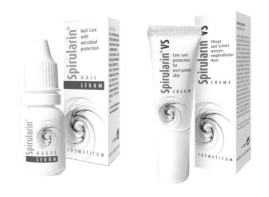

图 7.32 Spirularin 甲液 /Spirularin VS 液

说明

一旦发生创伤，立即用 Octenisept 伤口消毒剂对创面进行消毒，然后在创面上涂一层薄的 Octenisept 凝胶，如有必要，可用敷料或贴膏覆盖创面。每日涂抹 1 ~ 2 次，直至创面完全愈合。凝胶管的尖端不得接触创面或其他表面。

Spirularin 甲液 /Spirularin VS 液（图 7.32）

这是一种新的特殊的含有节旋藻的护甲液。通过专利制备工艺提取节旋藻，有效防止真菌和细菌入侵，同时促进皮肤再生过程。节旋藻已存在 36 亿年，是地球上最古老的生命之一。通过人工加压从节旋藻提取的酶，通过攻击真菌的几丁质结构来破坏真菌。因为人的皮肤和甲板不含几丁质结构，这些酶不会引起不良的副作用，而且还能防止细菌感染，如金黄色葡萄球菌。

多糖 – 钙 – 螺旋藻是治疗疣的活性成分，有效地抑制病毒的侵入、定植和复制。疣体下的再生皮肤组织受到保护，免受 HPV 侵害，并逐渐取代疣体组织。治疗过程中无痛，不会造成皮肤损伤。对于糖尿病患者或孕期、哺乳期使用没有禁忌。

该藻含有 240 种成分，具有较高的生物利用度。它能促进新陈代谢，为皮肤提供必要的维生素、矿物质、微量营养素和抗氧化剂。

Spirularin 甲液活性成分及其治疗作用

- 节旋藻提取物（高浓度）
  抗微生物（抑制作用 +++）
  抗炎作用
  细胞再生（+26%）
- 金缕梅提取物
  收敛效果
- 趾甲护理油
  霍霍巴油
  椰子油
- 甘草提取物
  降低皮肤敏感性

Spirularin VS 液活性成分及其治疗作用

- 节旋藻提取物（高浓度）
  抑制病毒活性
  细胞再生（+26%）
  抗微生物作用
- 柳树皮提取物
  抗菌作用
  角质溶解作用
- 金缕梅提取物
  调色效果
  收敛效果

- 甘草提取物
  抗微生物作用
  降低皮肤敏感性

活性节旋藻提取物对多种致病生物的抑制作用:	
细菌	
缓慢葡萄球菌	+++
枯草杆菌	+++
大肠杆菌 K12	++
表皮葡萄球菌	++
绿脓假单胞菌	++
痤疮丙酸杆菌	+++
真菌／酵母菌	
光滑念珠菌	+++
白色念珠菌	+++
皮肤癣菌	
红色毛癣菌	+++
癣菌	+++
微孢子菌	+++
+ = > 30%	
++ = > 50%	
+++ = > 80%	
Imhoff 教授，基尔大学 API 中心 MicrobiMaris 研究所	

译者：杨晓东

7.9 肌效贴和甲病

粘贴肌效贴是治疗肌肉、肌腱和骨骼疼痛的一种方法。将彩色肌效贴贴在肌肉上，对缓解急慢性疼痛和预防疼痛特别有效。在治疗过程中，将柔韧的肌效贴直接贴在皮肤上，停留几天到两周不等。这些肌效贴具有极强的伸缩性、防水性、透气透水性和低致敏性，很容易被撕掉。

作用方式

粘贴很简单，但非常有效。它通过激活不同的皮肤受体促进身体的自然愈合。这种波纹状的胶带可以从微观上改善皮肤状况，促进血液和淋巴循环，从而减轻炎症和疼痛。此外，恰当应用肌效贴，可起到支撑肌肉、提高本体感受度的作用。

肌效贴对以下部位有效

- 肌肉附着点和肌肉本身
- 关节
- 痛觉感受器
- 皮肤感受器
- 筋膜
- 循环系统
- 经络穴位
- 瘢痕组织
- 内脏系统

治疗特性

- 增强关节功能
- 提高本体感受度
- 加压（防止肿胀）
- 固定（减少过度活动）

准备工作

在使用肌效贴之前，皮肤必须保持清洁、

干燥、没有油渍，并且没有破损。应刮除皮肤上的毛发，以确保肌效贴与皮肤有适当的粘贴力。必须告知患者在操作前 24 小时不要用含油性添加剂的产品洗澡或在脚部涂抹润肤乳。同样也不建议在刚进行足浴后粘贴肌效贴。为了确保肌效贴的粘合性，皮肤必须是温暖的。这其实很容易实现，例如，可以通过红外线灯照射或微波炉加热樱桃核枕头后热敷被操作处的皮肤。

肌效贴的足科适应证

- 髋关节疼痛
- 膝关节疼痛
- 踝关节疼痛或关节病
- 跟骨骨刺
- 扁平足
- 八字脚
- 踇外翻
- 踇强直
- 锤状趾和爪形趾
- 纤维肌痛
- 风湿性疾病
- 神经性疼痛
- 多发性神经病
- 畸形
- 韧带撕裂
- 过度拉伸
- 甲沟刺激症状

禁忌证

- 开放性伤口
- 急性或慢性皮肤病（如霉菌感染、红斑、丹毒）
- 过敏反应
- 神经性皮炎
- 湿疹
- 血栓形成区

- 肿胀严重的区域
- 大血肿
- 恶性肿瘤
- 血管疾病（如近期的血栓形成和血栓性静脉炎）
- 使用可的松、抗抑郁药（皮肤易致敏）期间
- 放疗、化疗
- 严重骨质疏松症（慎用）

副作用

- 皮肤刺激症状
- 骨 – 筋膜室综合征
- 循环问题
- 稳定性递减效应
- 过度挤压和拉抻肌效贴引起的皮肤不适感
- 肌肉酸痛

应用技术

踇外翻带、踇强直带、锤状趾和爪形趾带（图 7.33）和八字脚带可用于治疗趾甲畸形。I 型肌效贴可用于甲沟部感染。

治疗甲沟区（甲皱襞）感染的步骤

（图 7.34 ～ 7.37）

（1）准备和测量：从甲皱襞边缘到顶点中心做相关测量，然后裁剪 I 型肌效贴，使其与甲皱襞的宽度相适应，并将肌效贴的边角剪圆，以防止运动摩擦时尖角松动。

（2）为确保足够的粘合性，必须告知患者在操作前 24 小时内，不要用含油性添加剂的产品洗澡，也不要在脚部涂抹润肤乳。另外，用皮肤消毒剂清洗皮肤。足部温热可以增强黏性，因为胶带的丙烯酸脂胶会更快地黏附到温暖的皮肤上。建议使用红外线灯。

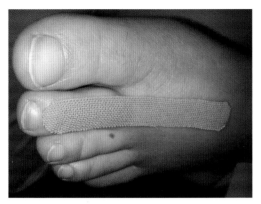

图 7.33 锤状趾带

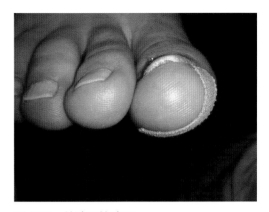

图 7.36 粘贴肌效贴后

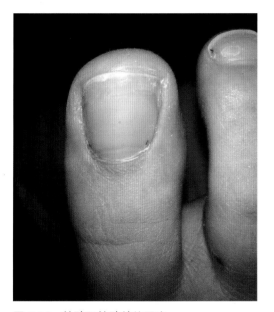

图 7.34 粘贴肌效贴前的甲沟

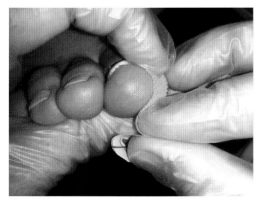

图 7.35 粘贴肌效贴

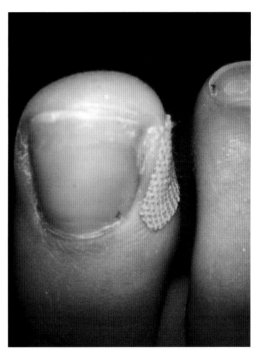

图 7.37 粘贴肌效贴后的甲沟

（3）肌效贴的使用：将肌效贴的一端粘贴于甲皱襞下方。确保肌效贴不接触感染区域。

（4）将肌效贴的剩余部分稳稳地拉向脚趾的足底区域，并向下抚平，以确保充分粘合。

（5）建议患者晚上穿袜子。

所需培训

肌效贴如果应用得当，可以促进身体多个部位的疼痛缓解和愈合。应用不同肌效贴前必须接受严格的培训。

译者：杨晓东

甲治疗器械

8

概述

手动器械（图 8.1）

- 双头钩 / 探针 / 钻孔器
- 甲钳
- 角钳
- 角锉
- 皮肤钳 / 剪 / 镊

- 3 号手术刀柄
- 15 号手术刀片
- 2 号手术刀柄
- 甲分离器
- 镊子

打磨仪器（图 8.2 ～ 8.9）

- 基础甲治疗套装（图 8.2）
- 真菌甲治疗套装（图 8.3）
- 嵌甲治疗套装（图 8.4）
- 厚甲治疗套装 （图 8.5）

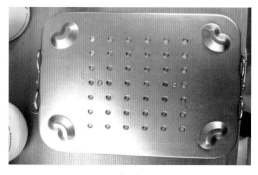

（a）

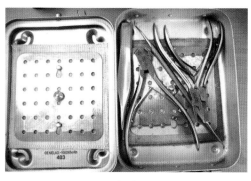

（b）

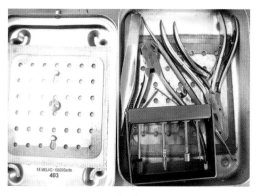

（c）

图 8.1 手动器械

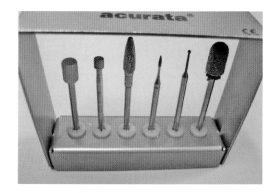

图 8.2 基础甲治疗套装

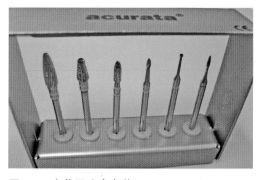

图 8.3 真菌甲治疗套装

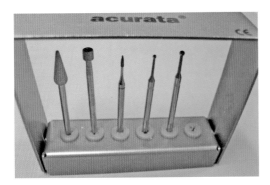

图 8.4　嵌甲治疗套装

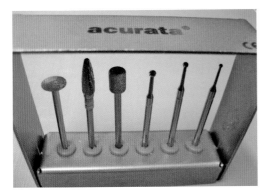

图 8.5　厚甲治疗套装

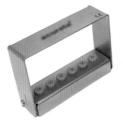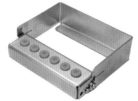

图 8.6　消毒盒

卫生和护理

　　灭菌盒必须完全闭合，以保证器械规范灭菌。将使用过的器械放入装有消毒液的超声清洗机里，按规范程序，先用清水冲洗，然后放入器械消毒皿里浸泡消毒。用清水冲洗（最后是蒸馏水）后，彻底干燥，尤其是器械的关节部位。最后放入高压高温密封机里灭菌消毒。不适当的维护可能导致贵重的

不锈钢器械腐蚀，而对其造成永久损坏，放置不正确可能导致弯曲、断裂或其他损坏。双头钩放置不当时很容易弯曲。一定要使用通过批准的、合规的消毒产品。

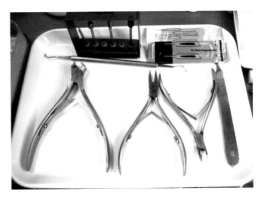

图 8.7　基础操作器械成套配置，包括刀柄、刀片和打磨头

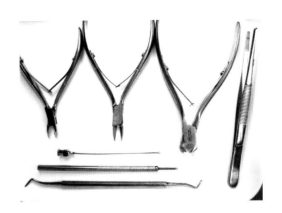

图 8.8　包含甲分离器和长注射针头的套装器械

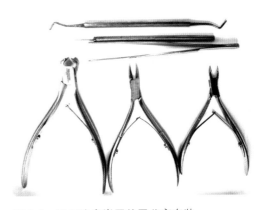

图 8.9　用于治疗嵌甲的甲分离套装

8.1 不同仪器及其应用

甲钳具有坚固、短而锋利的切割刃，特别适合切削硬的、厚的趾甲（图8.10）。

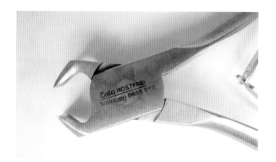

图 8.10 甲钳

角钳可去除甲皱襞中向内生长的趾甲（嵌甲），但不能用于厚硬甲（图8.11）。

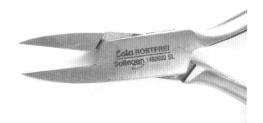

图 8.11 角钳

皮肤钳可去除甲皱襞中的角质，修剪破裂的皮肤（皲裂）（图8.12）。

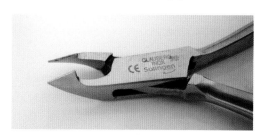

图 8.12 皮肤钳

3号手术刀柄适用于10号和15号手术刀片（图8.13）。

角锉可用作甲皱襞区域的检查工具（图8.14）。

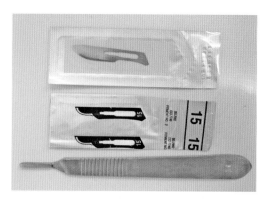

图 8.13 3号手术刀柄

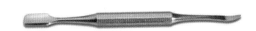

图 8.14 角锉

便于甲沟探查的甲沟填塞勺，可应用于各种甲沟填塞，如Copoline、Ligasano等（图8.15）。

图 8.15 甲沟填塞勺

金属刮刀适用于在甲皱襞中涂抹软膏，也适用于混合义甲化合物（图8.16）。

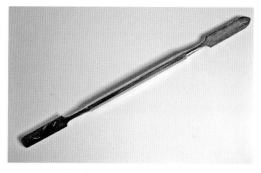

图 8.16 金属刮刀

镊子，也称为碎片取出钳，用于去除甲皱襞区域的角质（图 8.17）。

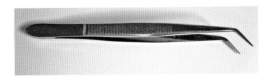

图 8.17　镊子

双头钩是一个双端的器械，用于检查、清洁和甲沟填塞（图 8.18）。

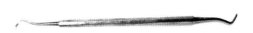

图 8.18　双头钩

译者：吴猛

8.2　足部治疗的准备和过程

工作区准备

所有物体表面及周围必须用经批准认可的表面消毒剂清洗。

仪器处理

从灭菌盒或热封塑料袋里取出已消毒、灭菌的器械。在热封之前，用 Ruck 工具保护帽盖住器械，或在器械尖端盖上纱布，可防止尖端刺穿塑封袋。

患者足部皮肤消毒

用经批准的皮肤消毒剂喷洒患者足部，或用消毒巾彻底擦拭。优点：可在清洁的同时检查脚趾间的间隙。缺点：消毒剂在皮肤上分布不均匀，可能影响消毒效果。消毒后才可以触摸患者的足部（皮肤接触）。

足部检查

彻底检查患者的足部，包括脚趾间的间隙。观察是否有趾间真菌病的迹象，并应用抗真菌药预防。正确的足部检查还包括检查趾甲是否异常和足部是否存在静态问题（病史报告）。

角质层软化剂

喷 Prontoman 喷雾剂或类似的产品，作用两分钟。如有必要，将浸渍了喷雾剂的填塞物插入甲皱襞。除非小心地直接涂抹在角质层区域，否则不要向糖尿病患者的足部喷洒常规的角质层软化剂。

注意事项

角质层软化剂呈强碱性（pH 11～12）。重要的是要平稳安全地将器械握在手中，同时将这只手放在患者身上以获得额外的支撑，从而保持平稳。

趾甲

在修剪趾甲之前，必须使用双头钩、甲锉或甲沟填塞勺检查趾甲游离缘。如果双头钩可以在甲沟（趾甲皱襞）区域和趾甲前角周围快速移动，则甲角不会向内生长而发生嵌甲（图8.19、图8.20）。

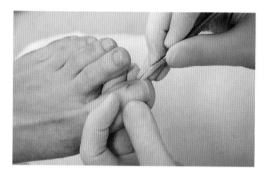

图8.19　检查趾甲游离缘

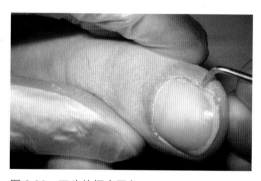

图8.20　双头钩探查甲角

仔细清洁甲皱襞和趾甲游离缘区域。双头钩等工具还可以按压甲皱襞，起到扩大甲沟的效果，可以让人更近距离清晰观察甲沟。甲沟填塞勺更适合用于甲沟填塞。

对于一个健康的、正常生长的趾甲，必须根据其自然形状进行治疗：

• 修剪趾甲至一个粗略的形状（图8.21、图8.22）

• 通过小而精确的钳口小心地修剪趾甲的形状

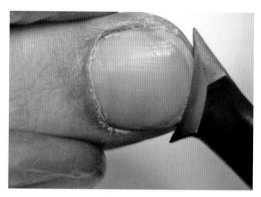

图8.21　修剪趾甲

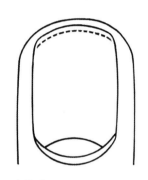

图8.22　正确剪趾甲

• 不要将甲板向上或向下弯曲，注意不要触碰到相邻的脚趾或把趾甲剪得太短，这样可能会损伤甲床

• 使用角钳来修剪趾甲的边角。除了向内生长的趾甲外，不要剪断或把趾甲的边角剪成圆形，因为之后将放置趾甲矫正器，以移除嵌入的趾甲碎片或拉直趾甲的边缘（图8.23）

• 如有必要，仔细打磨甲板以减小趾甲厚度（图8.24）

• 在不施加压力的情况下将游离边缘锉平或磨平

• 在甲皱襞上使用皮肤钳去除角质颗粒

• 将皮肤垂直向上提起并切割，确保不会损伤下面的皮肤

• 用医用空心刀或手术刀片去除甲沟区域的老茧。备注：对于甲皱襞的茧层，需要使

用皮肤钳垂直地、小心地分离去除。只去除表皮组织而不是皮下组织。甲沟中的茧层可以使用空心刀或者手术刀片去除

- 清洁甲沟时使用剔挖器、角锉、探针或钳子
- 避免打磨到甲皱襞而造成微小的创伤

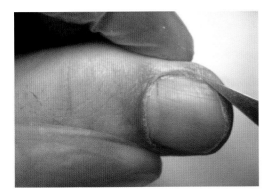

图 8.23　清除趾甲碎片

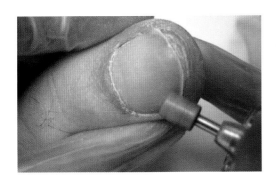

图 8.24　打磨甲板

角质层

对于过度角化的甲皱襞要做处理。使用皮肤钳的前端，以垂直的角度修剪和钳断。所有器械要求灭菌消毒。甲皱襞不能全部去掉，否则微生物会直接侵入甲母质区域（图8.25、图8.26）。

注意事项

注意不要损伤甲上皮。

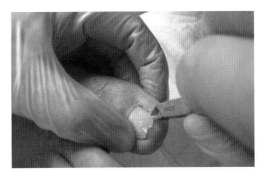

图 8.25　修剪甲皱襞角质

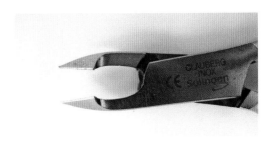

图 8.26　皮肤钳

手术刀

治疗角化过度、鸡眼和皲裂时，建议使用 15 号手术刀片。这种精巧的小刀片特别适用于趾甲周围和沟槽区域（图 8.27）。

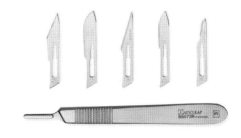

图 8.27　不同型号的刀片

医用刀片、凿和特殊器械

这些器械可用于去除鸡眼、甲沟区和趾甲下的坚硬、厚实的皮肤（图 8.28）。必须以正确的转速使用旋转磨削器械，并确保旋转平稳。

石英石和不锈钢切割磨削工具

石英石和不锈钢钻头有不同的形状和大小，但两者切割效果差不多。不锈钢钻头的成本高，寿命相比石英石钻头要长3～4倍。石英石钻头不可以消毒浸泡，不是医疗器械。

手工修剪后，如有必要，用磨钻小心地打磨趾甲的形状。

（注意：只能磨削。）

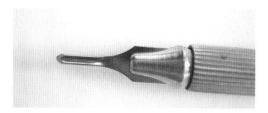

图 8.28　鸡眼刀

打磨头常用于厚甲和真菌感染甲的处理。在这个操作过程要注意避免伤及甲半月。推荐使用 Acurata 公司的产品（硬质合金打磨头，有齿状纹路，分为粗、中、细三个等级）。它们可以将甲板表面打磨得光滑且厚薄均匀（图 8.29～8.31）。

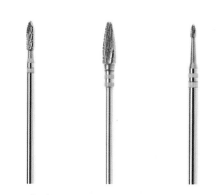

图 8.29 中型钻头　图 8.30 粗钻头　图 8.31 细钻头

石英石钻头（图 8.32）

石英石是一种白色磨石，用于磨平趾甲边缘、鸡眼边界、皲裂和胼胝。不过，石英石钻头更合适打磨趾甲边缘。粗糙的或细小的圆形钻头（也被称为郁金香或圆柱形钻头），常被用于趾甲表面塑形和修整（图 8.33）。

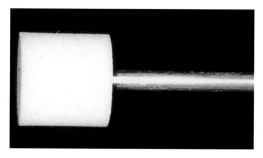

图 8.32　石英石钻头

图 8.27 和 图 8.32 来源：Podo-Wörterbuch，Verlag Neuer Merkur GmbH。

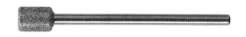

图 8.33　圆柱形钻头

裂隙钻头和玫瑰形钻头（图 8.34、图 8.35）

这类钻头适用于甲皱襞区的工作，也适用于甲下或甲沟区的厚甲、嵌甲、真菌病和鸡眼的治疗。硬质合金圆盘能很好地处理严重变形的趾甲。使用时需小心地将趾甲从甲床上切下，然后用一个有粗细组合齿的硬质合金钻头来减小趾甲的厚度（图 8.36）。

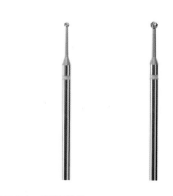

图 8.34　裂隙钻头

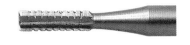

图 8.35　玫瑰形钻头

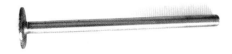

图 8.36　硬质合金圆盘

冲洗用钝头针（图 8.37）

适用于伤口冲洗和液体抽吸。确保趾甲分离部位的正确清洁和冲洗。

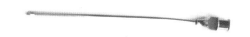

图 8.37　冲洗用钝头针

译者：吴猛

8.3　微电机打磨仪的使用

转速的设定

操作者必须遵守研磨 / 切割器械的最大转速要求，以防止患者受伤以及电机、机头和钻头损坏。在操作中必须遵守以下原则：研磨体越大，所选转速越低。

例如：直径为 5 mm 的铣钻头达到40000 r/min 的速度时，每个磨粒的移动速度约为 38 km/h，而直径为 20 mm 的打磨头达到40000 r/min 的速度时，每个磨粒的移动速度为 150 km/h。这个过程会产生危险的摩擦热，并极有可能导致患者热损伤。值得注意的是，多发性神经病患者由于疼痛感觉迟钝而容易受到严重损伤，因此，建议使用电动打磨仪时将转速减半，这样在确保患者安全的同时，还能延长机器的使用寿命，从而产生总体满意的效果。

器械的定期检查

定期检查电动器械是十分必要的。器械仪表是检验器械同心度的有用工具。仪器轴应平稳滑动，不得向不锈钢表内增加压力。若在插入仪器轴时感受到任何阻力，表明仪器失去了同心度；若在磨削过程中，发生振动或跳动，则提示故障，应将其关闭。若患者感到振动增强，则提示机头的轴承逐渐损坏，且不能再用于精确的定位。

打磨过程中请勿施加压力

注意：打磨头上粗糙和锋利的磨粒具有极强的磨蚀性，如果操作者在研磨过程中施加压力会导致打磨头产生额外的摩擦热，这将损坏机头的轴承并导致打磨头加速耗损。

器械灭菌

规范的卫生措施极为重要。所有器械必须在首次使用前和每次使用后立即清洁、消毒和灭菌。首先，将器械完全浸没在含有特定防腐剂的消毒液中，同时必须严格遵守消毒液制造商规定的浓度、超声波清洗强度和消毒时间。其次，将器械从消毒液中取出后，用流动水彻底冲洗干净，随后放入消毒盒或者密封袋内进行灭菌处理。所有器械必须存放在无尘、无污染的干燥环境中。

打磨头及其应用概述

器械	图片	最大转速	应用	用途
滚珠切割器		视最大尺寸而定。50000 r/min	甲板	甲板钻孔及处理甲下鸡眼和甲下血肿
横向滚珠切割器		视最大尺寸而定。42000 r/min	甲板，皮肤	用于甲下和甲皱襞霉菌病和鸡眼的治疗
横向胼胝去除器		视最大尺寸而定。21000 r/min	皮肤	用于去除和平滑甲皱襞内的胼胝和血肿
清洁器		15000 r/min	皮肤	温和、有效地清洁甲皱襞
空心铣头		6500 r/min	皮肤	用于去除鸡眼、胼胝和皲裂的皮肤
金钢石砂钻		视尺寸而定。一般在 10000 ~ 85000 r/min 之间	皮肤，趾甲	• 超粗砂砾：去除较厚的胼胝 • 粗砂：去除胼胝和增厚的趾甲 • 中等砂砾：磨平胼胝和趾甲 • 精砂：用于趾甲的精细加工 • 超细砂砾：用于天然趾甲和义甲的预抛光
DiaTwister 钻石打磨头		20000 r/min	皮肤	有效去除胼胝
石英石打磨头		50000 r/min	趾甲	用于甲板和甲缘塑形
粉红色磨砂石		视最大尺寸而定。85000 r/min	皮肤，趾甲	用于对皮肤和趾甲进行精细的修饰
蓝色胼胝砂磨器		10000 r/min	皮肤	用于胼胝反复打磨

续表

器械	图像	最大转速	应用	用途
硬质合金磨头		10000 ~ 70000 r/min	皮肤，天然趾甲，矫形器材料，丙烯酸甲，凝胶趾甲	• 精细横切：在抛光前对趾甲表面进行精细处理 • 中横切：用于真菌感染趾甲的去除和成形 • 粗横剪：用于趾甲的粗整形 • 超粗横切：有效去除厚趾甲 • 球刀：用于胼胝的去除和鸡眼治疗 • RocketSNC 刀具：用于丙烯酸甲的成形和精炼 • GQSR 刀具：用于治疗极厚的趾甲和制作矫形材料 • X-toothing：用于甲皱襞的精细处理以及真菌感染趾甲的治疗
带砂轮套的橡胶磨头		8000 r/min	皮肤，趾甲	用于手术刀操作后，去除和磨平破裂、干燥的胼胝，去除和减少厚甲。 磨砂帽是一次性的，橡胶钻头是经过认证的医疗产品，可以进行高压灭菌。 在用手术刀处理干裂的胼胝和去除厚甲后，可以使用砂纸打磨头进行平滑抛光处理。砂纸打磨头为一次性使用物，橡胶的托体可以进行高温消毒，是经过认证的医疗产品
预抛光磨头			丙烯酸甲	使趾甲表面产生哑光光泽
高光抛光磨头			天然趾甲，义甲	在修趾甲结束时使用以产生高光光泽
抛光刷和抛光轮			趾甲，甲皱襞	有效清洁和抛光趾甲

译者：吴猛

各种趾甲疾病简要概述

9.1 糖尿病神经病理性甲病

原因

合并有神经病理改变的趾甲病。

治疗

- 在治疗开始时总是用音叉、10 g 尼龙丝和 Tip Therm®（温差测试仪）测试患者的感觉
- 使用非常温和的方法
- 甲沟填塞物在甲沟内放置不超过 24 h
- 使用粘贴式甲矫正器，不使用金属矫正器

9.2 嵌甲

原因

- 趾甲修剪不当
- 趾甲碎裂

治疗

- 伤口护理
- 修剪
- 清除锋利的甲板残端
- 甲沟填塞
- 行甲矫正术
- 咨询专科医生

9.3 甲沟炎 / 化脓性趾头炎

原因

- 鞋子太紧
- 创伤或损伤
- 药物不耐受
- 潮湿的环境
- 糖尿病

治疗

- 伤口护理
- 如需填塞，请咨询医生

9.4 卷曲甲

原因

- 修剪不当
- 压力（鞋、脚趾畸形）
- 遗传

治疗

- 甲沟填塞
- 甲畸形矫正治疗

9.5 甲真菌病

原因

- 免疫功能减弱
- 微损伤
- 全身性疾病
- 鞋内环境潮湿或卫生状况欠佳
- 病原真菌在体表或体内定植
- 在感染发生之前，由创伤、糖尿病或代谢紊乱（如血管性疾病）而导致的细胞损伤是常见的

治疗

- 由医生进行评估，以确定真菌的类型
- 去除趾甲中受影响的部分
- 患者需要持续使用抗真菌药物

9.6 银屑病甲

原因

- 自身免疫病
- 凹点性趾甲
- 甲下血肿

- 甲板"串珠"样改变
- 甲分离

治疗
- 处理平滑
- 去除松散的部分

9.7　匙状甲

原因
- 遗传
- 营养不良
- 铁、维生素 B_2、维生素 C 缺乏
- 贫血
- 在极少数情况下，由创伤引起（如甲矫正器应用不当）

治疗
- 处理平滑

9.8　白甲

原因
- 轻微创伤
- 由角化受损引起的光反射改变
- 趾甲中的小水疱
- 遗传因素
- 甲板松动
- 与高浓度盐接触后的中毒症状
- 修剪不当

治疗
- 没有有效的治疗方法

9.9　甲肥厚

原因
- 生长缓慢、血液循环障碍、衰老

治疗
- 改善血液循环

9.10　喙状甲

原因
- 爪状增厚
- 趾甲弯曲和扭曲（常由外伤引起）

治疗
- 通过磨削来减少厚度
- 预防真菌感染

9.11　厚甲症

原因
- 长期创伤
- 脚趾畸形，如锤状趾
- 冻伤

治疗
- 不打磨甲板
- 小心去除愈伤组织皮肤，将蚀刻剂涂抹于乳突缘并轻轻推回到游离甲缘的水平

9.12　甲营养不良

原因
- 各种原因，取决于损伤类型

治疗
- 根据甲板损伤情况决定

9.13　前屈甲

原因
- 甲生长障碍，如爪甲
- 鞋袜过小

- 末节趾骨异常缩短

治疗

- 保持短趾甲
- 去除角化过度
- 趾甲修复术

9.14 后屈甲

原因

- 鞋袜太小
- 甲板组织发育受损

治疗

- 保持短趾甲
- 去除趾甲下松散的过度角化颗粒

9.15 脆甲症 / 趾甲断裂

原因

- 由扁平苔藓引起的异常沟槽形成
- 肝病
- 内分泌失调
- 淤积性皮炎
- 贫血
- 甲板或甲母质损伤
- B 族维生素缺乏症
- 痛风
- 在脚上使用碱性和控油脂的清洁乳液
- 有毒化学制剂
- 辐射和热损伤
- 营养不良和激素紊乱伴皮肤病

治疗

- 平滑处理 / 涂敷填充材料
- 会诊
- 预防真菌病

9.16 裂甲症

原因

- 接触化学物质，如碱性溶液和清洁洗涤剂
- 矿物质缺乏与代谢紊乱

治疗

- 会诊
- 平滑处理
- 趾甲修复术
- 预防真菌病

9.17 甲萎缩

原因

- 未知

治疗

- 会诊
- 平滑处理
- 义甲
- 预防真菌病

9.18 甲脱落

原因

- 甲上皮的炎症反应
- 创伤
- 血管疾病
- 发热性感染
- 猩红热
- 败血症
- 流感
- 肺炎
- 化疗
- 斑秃
- 银屑病

- 大疱性皮肤病
- 药疹
- 强 X 线辐射
- 急性甲沟炎或严重的心理压力
- 特发性疾病
- 显性遗传疾病

治疗
- 义甲
- 趾甲修复术

9.19 甲分离

原因
- 创伤
- 真菌病
- 压迫

治疗
- 局部减压
- 预防真菌病
- 改善血液循环

9.20 甲床角化

原因
- 鞋的大小不合适
- 相邻脚趾重叠（次生状态）

治疗
- 清除愈伤组织

9.21 博氏线

原因
- 严重突发疾病
- 外科手术
- 心理压力

- 动脉循环障碍
- 缺锌

治疗
- 平滑处理 / 涂敷填塞材料

9.22 甲下血肿

原因
- 创伤引起的压力损伤

治疗
- 趾甲环钻术缓解血肿压力（趾甲内钻小孔）
- 消毒处理

9.23 甲床炎

原因
- 持续的压力

治疗
- 伤口护理
- 在医生指导下进行甲沟填塞处理

9.24 甲下肉芽组织 / 溃疡

原因
- 甲板下或甲皱襞上的压力和摩擦力
- 创伤

治疗
- 伤口护理
- 在医生指导下进行填塞处理

9.25　甲下外生骨疣

原因
- 反复创伤

治疗
- 必须与医生共同处理创面

9.26　甲下鸡眼

原因
- 甲板下的压力和摩擦力

治疗
- 通过修剪或打磨受影响的趾甲区域而暴露甲下鸡眼
- 解除压迫

9.27　甲床角化过度

原因
- 甲板下的压力和摩擦力

治疗
- 清除过度角化组织
- 解除压迫

9.28　糙面甲

原因
- 甲母质可能受损

治疗
- 会诊
- 处理平滑
- 趾甲修复术
- 预防真菌病

9.29　甲胬肉

原因（外因）
- 先天性
- 大疱性皮肤病（如瘢痕性类天疱疮）
- 烧伤
- 先天性角化不良
- 移植物抗宿主反应（GVHR）
- 扁平苔藓（最常见）
- 剔甲癖
- 放射性皮炎

原因（内因）
- 先天性
- 家族性
- 特发性
- 周围神经病变
- 雷诺病与系统性硬皮病
- 创伤

治疗
- 去除多余角质层

9.30　小甲畸形（球拍甲）

原因
- 远节指骨异常短

治疗
- 避免趾甲剪得太短
- 采用趾甲修复术防止趾甲凸起

9.31　硬皮病

原因
- 未知

治疗

- 会诊
- 处理平滑
- 趾甲修复术
- 预防真菌病

治疗

- 足科治疗，视病因而定
- 无特异性治疗方案

译者：曹忠昂

9.32　甲区肿瘤

原因

- 病因多种多样且千差万别

治疗

- 只能由专科医生来治疗

9.33　硬甲

原因

- 常不为人所知，通常伴有呼吸道疾病

治疗

- 仔细地打磨趾甲的边缘

9.34　异色症

外源性病因

- 着色剂
- 药物治疗
- 毒素
- 胼胝
- 异物
- 血肿

内源性病因

- 心脏病
- 肾功能不全
- 肝病

异常甲的鉴别诊断

甲异常的可能原因（鉴别诊断）

甲分离

- 甲松动
- 缺铁性贫血
- 血色素沉积症
- 雷诺病
- 系统性红斑狼疮
- 银屑病
- 脚趾畸形
- 硬皮病
- 红皮病
- 创伤
- 湿疹

蓝色甲

- 深色皮肤人群常见（70% 为年龄大于 20 岁的深色皮肤者）
- 恶性黑色素瘤或良性色素痣
- 甲下血肿

棕黑色甲

- 黑色素甲，可由各种情况引起——恶性黑色素瘤或更无害的原因
- 痣
- 应用阿霉素
- 应用环磷酰胺
- 出血
- 恶性黑色素瘤
- 黑色甲真菌病
- 应用药物和着色剂
- 肾上腺皮质功能不全
- 胎儿海因综合征
- 血色素沉积症
- 营养不良
- 淋巴水肿

- 胸腔积液
- 免疫缺陷
- 支气管扩张
- 鼻窦炎
- 类风湿性关节炎
- 肾病综合征
- 结核病
- 雷诺病
- 应用甲油和固化剂
- Peutz–Jeghers–Touraine 综合征
- 妊娠
- 甲状腺疾病
- 甲真菌病

易碎干燥型甲

- 砷中毒
- 恶病质
- 手指或脚趾的慢性关节病
- 缺铁
- 神经性因素：
    偏瘫
    神经病变
- 口服维甲酸
- 骨质疏松症
- 骨软化
- 外周动脉闭塞性疾病（PAOD）
- 缺硫
- 系统性淀粉样变性
- 维生素 A、维生素 C 和维生素 B_6 缺乏症

深色纵向条纹

- 特异性低白蛋白血症（血液中白蛋白水平低）

黄甲

- 甲真菌病

- 老化过程
- 斑秃
- 白癜风
- 神经性皮炎或银屑病
- 黄甲综合征或"吸烟者的烟熏甲"

凹凸不平的甲

- 银屑病
- 角化不全
- 斑秃
- 粗面甲
- 类风湿性关节炎
- 匙状甲
- 结核病
- 慢性炎症性肠病，如克罗恩病和溃疡性结肠炎

部分棕红色和白色甲

- 双色甲
- 美甲过程中的轻微创伤
- 砷、铊和一氧化碳中毒
- 心力衰竭
- 霍奇金病
- 疟疾
- 麻风
- 化疗

浅蓝色甲半月

- 甲床基底部通常无皮肤，呈白色半透明状
- 抗疟药物氯喹的常见副作用

弯曲甲

- 鞋袜太小
- 沙漏甲
- 心肺疾病
- 肝病
- 甲状腺疾病

纵向裂纹

- 创伤性甲母质损伤
- B 族维生素缺乏症
- 扁平苔藓
- 肝功能损害
- 内分泌失调
- 贫血
- 斑块性皮肤病
- 遗传因素

纵向条纹或凹陷

- 任何影响甲生长的严重疾病
- 雷诺病
- 天疱疮
- 创伤

匙状甲

- 慢性炎症性肠病：克罗恩病和溃疡性结肠炎
- 支气管癌
- 尘肺病
- 慢性支气管炎
- 慢性阻塞性肺疾病（COPD）囊性纤维化
- 肝硬化
- 先天性心脏缺陷
- 心内膜炎
- 心脏瓣膜缺损

甲下出血点

- 威尔逊病（铜贮存病）
- 银中毒
- 亚急性细菌性心内膜炎
- 系统性红斑狼疮
- 类风湿性关节炎
- 胃溃疡
- 癌症
- 银屑病

- 创伤
- 妊娠

点蚀甲
- 创伤性伤害
- 银屑病
- 慢性感染
- 结节病
- 甲状腺功能亢进症
- 淀粉样变
- 结缔组织病

博氏线（水平脊）
- 甲母质损伤
- 银屑病
- 斑秃
- 湿疹
- 重病（化疗）

甲增厚
- 甲肥厚
- 自然老化
- 循环不良
- 甲生长减少

甲床瘢痕
- 创伤
- 银屑病
- 扁平苔藓
- 药物疹
- 大疱性表皮松解症

软甲（蛋壳甲）
- 蛋壳样薄的甲，特发性甲疾病
- 先天性的
- 由下列疾病、缺陷和失调引起：
  硫缺乏综合征、薄甲板、职业病、慢性关节炎、麻风病、甲状腺功能减退

症、下肢动脉硬化闭塞症、周围神经病变、偏瘫、恶病质
- 湿疹
- 扁平苔藓
- 罕见性银屑病
- 周围血管病变
- 秃甲症

甲上的白斑
- 白甲症
- 甲真菌病
- 微创
- 缺铁
- 矿物质缺乏

白线
- 这些白色线条在甲上延展，施加压力则消失
- Muehrcke 线
- 特异性肾功能不全

白甲
- 外伤性血肿
- 淤伤
- Peutz–Jeghers–Tourain 综合征
- 维生素 B_{12} 缺乏症
- 放疗后

白色水平线
- 米氏线
- 肝衰竭
- 肝硬化
- 糖尿病
- 甲亢
- 心力衰竭
- 活性物质缺乏

译者：杜雨佳

11

儿童甲病

11.1 概述

儿童的趾甲

足病专科从业人员，除了需要了解成年人甲病外，还必须了解儿童甲病，（从嵌甲直至甲的真菌感染，特别是那些与成年人有区别的治疗方法）。有些甲病看上去严重，实际上并不可怕。需要细心观察，熟悉病情，及时将患儿转诊到其他医生那里就诊。

儿童甲的解剖结构与成年人完全一样。只是儿童甲相对于成年人来说，薄一些，更具有弹性，所以关注儿童的鞋袜穿戴很重要。

过小的鞋子会给健康的儿童足和儿童甲板带来什么影响呢？

过小的鞋子会对健康的儿童足带来不良影响。98% 的儿童出生时足部健康，而到了 18 岁时，他们中仅有 40% 的人具有健康的足。这是由于他们在婴幼儿期穿过窄小的鞋和袜子（图 11.1、图 11.2）。在奥地利的研究课题"儿童足与儿童鞋"中，对幼儿园孩子踇趾形态的研究表明，只有 24% 的踇趾处于顺直的状态。窄小的鞋子与斜向的踇趾之间是否有关联？研究结果表明：窄小的外穿鞋和家居鞋都会造成踇趾的变形。这个研究证实：窄小的鞋子会导致儿童足损伤。

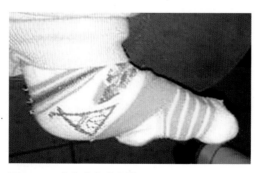

图 11.1 太窄小的儿童袜子

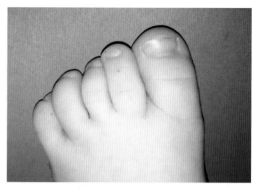

图 11.2 由于袜子过小而导致的足趾弯曲

在这个研究课题里，研究者对 3 ～ 6 岁的儿童足做了检查和成长发育方面的研究。研究结果表明：在这个年龄段的儿童足以每个月 1 mm 的速度生长。给儿童挑选合适的鞋子很重要。儿童鞋子的内长要比实际脚长多 12 ～ 17 mm。大于脚长 17 mm 的鞋子内长，可以给予生长发育的足约 5 个月的时间（大概 12 mm 的空间）。儿童足更多是在纵向上生长发育，只有约 2.5% 的概率变宽。

解释

- 1 ～ 3 岁儿童的足平均每个月增长 1.5 mm。
- 3 ～ 6 岁儿童的足平均每个月增长 1 mm。
- 6 ～ 10 岁儿童的足平均每个月增长接近 1 mm。

如果给儿童穿袜子之前没有注意袜子大小，可能会导致足趾和趾甲的变形。

在足病治疗诊所、婴幼儿玩伴小组、幼儿园、学校里，需要告诉儿童、父母、保育员和教师，鞋子的合适大小为鞋内空 12 mm+，从而留出 12 mm 供脚在鞋内活动。还需关注鞋内趾的高度以及鞋内足的宽度。

即使袜子有弹力，也要重视检查其大

小。因为袜子会从袜口处慢慢脱落然后恢复
原状。

学步阶段的儿童需要穿鞋吗?

学步阶段的儿童的小脚丫还在试探踩踏
地面,父母不要急着置备第一双鞋子。赤足
行走对足部的发育是最有利的,可加强足部
的肌肉、韧带的力量并促进足型的正常发育。
想学会行走、跑动、跳跃,赤足行进是最佳
的选择。在穿鞋子之前,儿童的足部应该充
分体验过冷、暖和受伤时的疼痛,体会自我
保护机能。一双理想的儿童鞋应该鞋底柔软,
鞋内有足够的空间供足趾活动。98% 的儿
童是不需要鞋垫的。

穿过的儿童鞋是否还可以再次使用?

如果一些关键细节被注意到了,那么这
个是可行的。比如注意鞋跟部的磨损痕迹(鞋
跟部的一侧被磨平),以及鞋内长度、宽度
适宜。儿童在一岁以内只有几个月的穿鞋时
间,这个时段对于鞋子的磨损是不大的。有
的儿童的第一双鞋是哥哥或姐姐的鞋子,有
的父母感到愧疚,觉得亏待了孩子。但事实
上不是这样的,因为这样做至少有 2 个好处:
首先是节约家庭预算,其次是节省了资源。

在上午或下午购买鞋子是否有区别?

成年人的脚,一天走下来会增大 4%,
即增长几毫米,并大约增宽 1 cm。儿童的
脚也会有这样的变化。所以在给儿童购买鞋
子的时候,要参考成年人的购鞋特点,在下
午给儿童买鞋子。

正确修剪趾甲

给婴儿和幼儿修剪趾甲不是件容易的事
情,却很重要。指甲生长快速,而趾甲稍微
慢一些,这跟成年人是一样的。在婴幼儿阶
段,甲板很薄,大约厚 0.05 mm。直到成
年甲板才发育成 0.75 mm 厚。为了避免感
染和嵌甲的发生,要正确修剪或者磨锉甲板。
这一点不仅父母不知道如何正确操作,就连
专业人士也会感到有些棘手。对儿童的父母、
祖父母、保育员以及其他参与儿童抚育的人,
提出的建议如下。

在第一个月,儿童的甲板还不需要做修
剪。其趾甲实在太柔软了,修剪甲板可能会
导致撕裂和感染。甲板上的甲上皮甚至都没
有长出来。

为了避免甲板的分离及损伤,重要的是
修剪甲板时注意保持甲远端的平直。同时,
需要注意指甲与趾甲要与手指和足趾远端的
形状相匹配。

对于修剪过的甲板,不论是指甲还是趾
甲,从甲板的远端到近端,用手触摸时应该
感觉不到甲板边缘对手的刺激。同时,应该
不存在肉眼可见的甲板的边角和毛刺(这些
会导致嵌甲和其他问题)。这就要求父母给
儿童修剪甲板时选择合适的工具和正确的操
作姿势。一般使用专门的剪刀(具有微弯的
形状和不尖锐的剪刀头)。青少年选择小号
的甲钳。给婴儿修剪甲板时则选择玻璃材质
的甲锉,因为他们的甲板柔软且薄。修剪的
时候不要让儿童感到恐惧,修剪甲板至刚刚
与指头、趾头平齐。

不可修剪甲板至过短。甲板前缘(末端
的白色部分)应该保留 1~2 mm 的长度,
使甲板不至于被反向掀起。可以用甲锉锉平
尖锐的甲板边缘。最好不要深剪甲的边角,而
是采用甲沟填塞技术,使用柔软材料小心地操
作(不要填塞过深,否则会导致甲板分离)。

给父母们的建议

儿童的父母在给儿童修剪甲板时应该注
意以下事项:

修剪甲板时应该顺着自然趾形的弧度。

应该尽可能地平直修剪趾甲，尽量避免甲板嵌入。

为了避免修剪过程中儿童出现紧张情绪，应该在其睡着以后或者心情平静时进行。

给婴儿和幼儿修剪甲板时应该选择专门的剪刀、趾甲刀和玻璃材质的甲锉。

对于 6～8 周的婴儿，每周修剪手指甲两次。

应该经常检查趾甲，每个月修剪两次，平直减去过长的部分。

父母最好让儿童坐在自己大腿上背对着自己，接着用双手来修剪儿童的甲板。从儿童的背后来修剪，比较容易观察儿童的甲板情况，比其他姿势要舒适些。如果儿童不配合，那就等到儿童睡着以后修剪，这样可避免儿童不配合的情况发生。

哪些器械是合适的？

给婴儿修剪甲板的剪刀尖是圆弧形的，刀体是锋利的。刀体的剪切面较其他的剪刀小，刀体能很好地重合在一起，而且能够锋利地剪短甲板。

除了剪刀之外，趾甲刀也是一个很好的工具。在使用趾甲刀时，甲板被轻微抬起来一些，使得皮肤受伤而出现创面的可能性大大降低。

甲锉也是很好的工具，可以把突出的甲角和不规则的甲边锉光滑。使用时要像趾甲刀一样，避免出现皮肤创面。

11.2　病因

要区分清楚甲的疾病和甲的创面，在儿童患者里可不是一件简单的事情。家长担忧时会主动寻找医生咨询和帮助。医生需要辨识病理方面的变化，并且与儿科、外科、皮肤科等专业科室紧密联系并相互配合。

儿童足也像成年人的足一样会发生甲病，一般是由遗传因素、感染或者由感染引起的变异所致。成年人甲病的感染源大多是真菌，而儿童甲病大多由病毒感染所致。同时，真菌感染所致儿童甲病例数也渐渐增多。甲母质肿瘤过去在儿童中比较少见，而现在时有发生，并累及神经纤维。常见的儿童甲病是外力作用下的甲板形态变化：最常见的原因是受连脚裤和鞋子的影响，其次是咬趾甲或者撕扯甲板。甲板的病变虽然看上去吓人，但是没有想象的那么严重，大多不需要治疗，仅仅需要在医生指导下严密观察和改变生活方式。

11.3　嵌甲

（拉丁语：unguis incarnatus）

定义

甲板和周围软组织之间由于正常解剖关系发生改变造成的软组织包绕甲板的状态，可伴有甲板形态改变，引发甲周软组织感染和（或）疼痛（图 11.3～11.5）。

甲板受到外力压迫导致甲板背面、侧面和中央下陷，并引发甲周软组织感染而造成疼痛。患者年龄大多为 12～16 岁，其中以男孩居多。

原因

- 没有正确地修剪甲板侧缘
- 糖尿病潜伏期
- 有内分泌疾病或者处于青春期
- 汗脚
- 手指和足趾的肢端发绀（小血管痉挛）
- 甲板异常
- 遗传因素导致的异常敏感的皮肤
- 不明原因导致的过度横向拱曲的甲板

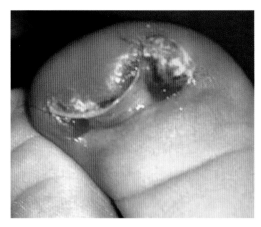

图 11.3　幼儿的嵌甲

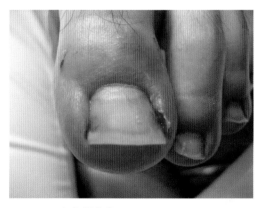

图 11.4　青春期的嵌甲

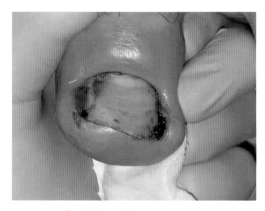

图 11.5　嵌甲并发肉芽组织

* 不明原因导致的甲板增厚、变长
* 由于长时间的甲沟发炎，比如甲周炎，甲周炎性渗出，导致甲边缘的锯齿状改变。

可能因此而出现恶性循环，导致甲周炎性改变不能痊愈

* 足部的畸形或者趾形的变异
* 鞋子过小

并发症

甲沟炎会导致甲沟的肉芽组织生长。甲边缘的机械刺激和摩擦导致慢性炎症，使细胞加速分裂，导致肉芽组织过度生长。

治疗

配合医生工作非常重要。德国法律规定，甲沟炎的处置属于医生的工作范畴，不属于足病治疗师的工作范畴，因为牵涉到抗生素的处方权限。治疗时必须使用无菌消毒的器械。

嵌甲的治疗方案因患者的年龄而异。对于幼儿，检查鞋子和袜子是首要的工作。接着针对创面使用抗菌药物，在甲沟处做适当的甲沟填塞，再通过甲板矫正术获得最终的效果。

学龄儿童和青少年可以经常获得关于正确穿着鞋子和袜子的专业指导。针对他们的治疗首先要认真消毒皮肤（比如使用Octenisept），然后使用双头钩或者甲沟的探针探查甲板边缘和甲沟，寻找甲板嵌入的部分。然后，使用角钳，将嵌入肉里的甲角、甲尖剪除。注意不要剪掉太多，修剪过程中不要产生新的甲角。（译者注：通常情况下，若非严重的疼痛或者不适，尽可能不要修剪）

甲沟的创面处理：首先要消毒。可以使用以下制剂：Octenisept、ProtoMan 喷雾剂、Dolerma、Calendula、Kolloidalem Silber 或者具有抗菌作用的甲沟油。

止血可使用以下止血材料：止血棉、无纺布、棉纸等，在甲沟处填塞并按压大约 3分钟，然后再次取出。

在去除填塞物、对甲板边缘做光滑处理后，用无纺布和抗菌康复的药膏再次做甲沟填塞。

最后，选择合适的甲板矫正术，如粘贴式的弹力贴片矫正术、BS、Goldenstadtspangen（Ruck 公司的粘接式矫正产品）的弹力矫正术等。

对趾头使用肌效贴和减压衬垫做最后的处理。

在 1 ～ 2 天之后，约患儿来复查。

预防
- 正确地修剪趾甲
- 穿合适的鞋子和袜子

给家长的建议

对患有甲沟炎的趾头要像初诊时做适度的包扎。可以使用稀释的肥皂水浸泡脚，对于修剪出来的甲残角应该马上处理掉，并寻找专业医生进行治疗。手术并不是首选的方法，有不少非手术方法可供选择，比如，甲沟填塞术、甲板钢丝矫正术、粘贴式的弹力贴片矫正术。如果甲周炎症没有消退，患儿就要穿鞋子，这个鞋子要通风透气，并且前部最好是开放式的。最好穿棉质袜子和竹纤维袜子。禁止体育运动，特别是游泳，以避免感染进一步加重。（译者注：临床中，很多患者处置得当是可以正常进行体育运动的，这取决于医生对患者病情的判断和分析）

11.4　卷曲甲

（拉丁语：unguis convolutus）

定义

病态的，甲板横截面拱起弯曲，两边的甲缘弯曲着深入甲沟（图 11.6 ～ 11.11）。

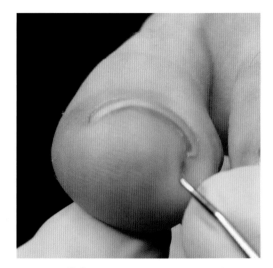

图 11.6　卷曲甲

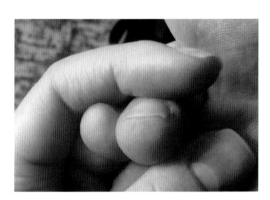

图 11.7　穿着过小的袜子造成的卷曲甲

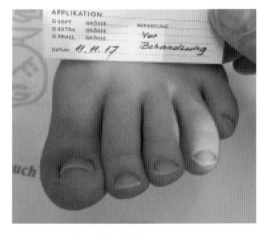

图 11.8　治疗之前的卷曲甲

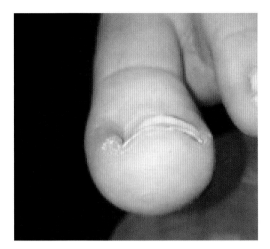

图 11.9 使用 Onyfix 趾甲矫正系统做卷曲甲的
轻微矫正

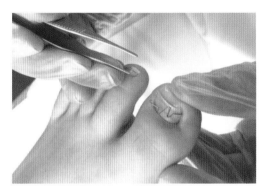

图 11.10 给卷曲甲安装钢丝矫正器

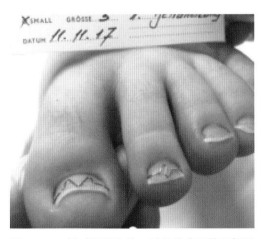

图 11.11 针对踇趾和第二趾的卷曲甲使用钢丝
矫正器

原因

卷曲甲是嵌甲的常见原因。由于双侧嵌
甲，甲沟可形成胼胝，引起疼痛。鞋袜的挤
压与摩擦，也可以造成甲板变形，这是主要
的原因。足型和甲型的变异，如锤状指、爪趾，
对于高弓足来说，也是形成卷曲甲的原因。

并发症

* 嵌甲
* 甲真菌感染

治疗

卷曲甲的治疗方案因患儿的年龄而异。
诊疗幼儿的卷曲甲时首先要查看鞋子和袜子
是否合适。当造成卷曲甲形成的原因被消除
之后，卷曲甲通常会自己痊愈。

学龄儿童和青少年应该经常得到关于正
确穿着鞋子和袜子的专业指导。使用钢丝矫
正器和粘贴式弹力矫正器治疗有效。

修剪卷曲甲时，要使用角钳的尖部，一
点点地剪下，避免甲板撕脱。如果甲沟处发
现胼胝，要使用小型的皮肤钳或者双头钩等
工具去除。

给家长的建议

定期检查鞋子和袜子以及正确修剪趾甲
具有十分重要的意义。不要剪去甲边角，最
好使用柔软的刷子轻柔地清洁甲沟处。

11.5 甲营养不良

定义

甲板薄而粗糙，在纵长方向上表现为
甲板老化。不同的甲板老化的程度不同（图
11.12）。

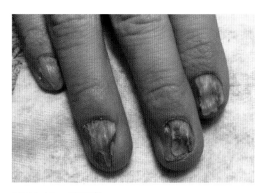

图 11.12　秃甲症

在儿童中，甲营养不良比较常见。甲营养不良是后天获得的甲病，其病因大多不明，多继发于炎症性皮肤病。

病因

甲营养不良一般会以炎症的形式出现并导致秃甲症。银屑病甲以及红色扁平苔藓感染也会引起甲营养不良。

症状

- 甲板不透明类型和甲板增厚类型：甲板脆、薄和粗糙，并在甲板表面出现不规则的纵向的平行条纹

- 表面光滑类型：甲板保持了自己原有的光泽，甲板表面保持平滑，但是甲板有多个小的凸起

- 综合类型：分为甲板和过度角化的甲上皮组织，表现为凹甲和甲板远端的分层与分离

鉴别与诊断

- 红色扁平苔藓感染的甲（甲板出现纵向裂纹和翼状胬肉，而甲营养不良没有这些症状）

- 银屑病甲（甲板出现孔蚀、油性的斑点，甲床颜色变异，甲板分离，甲下的角质增生，甲板下裂纹样出血）

- 老化甲（轻微的纵向条状纹路，并不是像甲营养不良那样出现在整个甲板之上）

治疗

- 以医生治疗为主
- 足病治疗师协助治疗
- 可以使用铣头和打磨头，轻轻去除甲板上不平整的部分，从而避免甲板表面附着的甲皮屑和鳞状的甲板被破坏
- 制作义甲

预防

定期检查鞋子、袜子和正确修剪趾甲是必须要做的工作。甲角不一定要去掉，清洁甲沟时要轻柔，可以使用软质的毛刷，尽量避免局部刺激。建议请足病治疗师清洁甲沟。

11.6　甲下疣和甲周疣

（拉丁语：sunbunguale verruca und periunguale verruca）

定义

疣是常见的、有传染性的、小的、有规则边界的、位于表皮的良性的皮肤赘生物。发生于甲下和甲的周边（图 11.13）。

病因

由人乳头瘤病毒感染引起。感染会发生在甲板远端、甲板周边或者甲下。儿童咬趾甲会加速感染的传播。治疗甲下感染有一定难度。

鉴别与诊断

要区别甲下的恶性肿瘤。

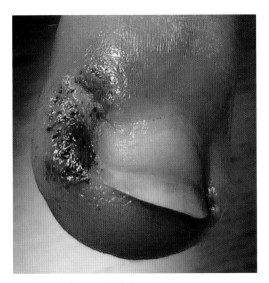

图 11.13 位于甲沟的疣

并发症
甲根处的瘢痕、甲分离、甲真菌感染。

治疗
针对甲板的角质过度增生，推荐使用去除术，紧接着使用 Spirularin VS 液（见本书 7.8 节）。

给父母的建议
由于疣是由具传染性的病毒感染引起，治疗疣时采用天然植物疗法（如使用 Tuja、Spirularin VS 液、Propolis），但是要坚持才有效果。要避免碰破疣体。

只要疣体还在，患儿就要穿鞋子。不要捂出汗。脚上最好要穿合脚的棉质袜子或者竹纤维袜子。禁止体育运动（特别是游泳），因为存在传染和进一步恶化的风险。

11.7　甲真菌感染

（拉丁语：onychomykose）

定义
真菌的侵蚀导致趾甲和指甲的生长放缓，甲的质地被破坏（图 11.14、图 11.15）。

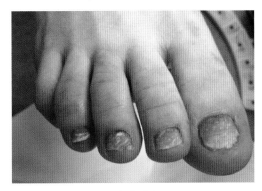

图 11.14　少年的甲真菌感染

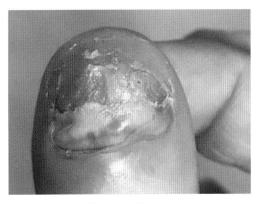

图 11.15　拇指的甲真菌感染

真菌感染目前在儿童时期比较常见（早先儿童的甲真菌感染比较少见）。大多数情况下是由皮癣菌感染导致。由于此种感染存在人传人现象，所以在治疗的时候父母与祖父母的共同参与十分重要。酵母菌、鹅口疮病原体、白色念珠菌存在已久。世界范围内的微生物的全球化，进一步加剧了各种感染。一些对成年人无致病力的病原体（如皮癣菌），可导致儿童患病。但是，所有类型的真菌感染都是可以被治愈的。重要的是要坚持治疗，加强自身抵抗力，还需皮肤上的有益菌群帮助，共同维护足部皮肤与甲板的正常状态。

病因

除遗传因素外，环境因素也很重要。应注重饮食习惯，注重卫生。鞋子和袜子摩擦造成的创伤，以及自身抵抗力低下，会导致真菌感染。

诊断

真菌的光谱检测在儿童中比在成年人中使用得多。儿童的甲真菌感染可由皮癣菌、白色念珠菌、嗜动物皮肤真菌引起，所以，需要对病甲做镜检。这对于治疗和阻止真菌的继续感染非常重要。

感染

人类对真菌感染无抵抗力。所以，一旦一名家庭成员足部被真菌感染，全部的家庭成员必须参与治疗。要给家里的其他成员认真讲解以确保坚持治疗直至痊愈。因为感染源往往存在于家里的公共生活区域。

儿童甲真菌感染的症状

甲板明显增厚或甲营养不良。

鉴别与诊断

儿童甲真菌感染经常会与其他甲疾病混淆。所以，皮肤科医生的检查非常必要。

常需与以下的情况鉴别：

- 银屑病甲
- 喙状甲
- 药物所致甲生长不良
- 指（趾）甲湿疹（比如神经性皮炎）

- 甲沟炎

并发症

甲板脱落，由于长期存在甲床损伤而致其他微生物和异物感染所致。真菌感染也会引起其他细菌感染，比如铜绿假单胞菌感染和变形杆菌感染。

治疗

首先要与医生紧密配合。推荐 Tietz 医学教授的治疗方案（它分为局部治疗方案和系统治疗方案）。

治疗过程分为 2～3 步。针对 1 型甲（甲板增厚型），首先把感染后增厚的甲板去除。针对 2 型甲（甲板被侵蚀分解），去掉病甲的操作不是特别重要。总体上说局部的治疗操作是必须的，而口服药物的目的是阻止进一步感染。

第一步：去除被真菌感染的病甲

每天晚上将 40% 尿素软膏涂抹在病甲上。这种方法效果明显，没有疼痛，也不会出现创面。此法要连续使用 1～2 周，直到病甲全部被去除。家长们要注意一件事，那就是不要将尿素软膏涂抹到甲板以外的地方，以免皮肤出现刺激性反应。也可以使用封包用的敷料，将 40% 尿素软膏涂抹于病甲处，使其作用 2～3 天，然后使用双头钩将病甲去掉。

健康甲的甲板有柔韧度，尿素软膏对其起不到软化作用，且不被真菌感染。

还可以根据儿童的年龄和甲板的被侵蚀程度决定是否使用机械操作，即使用打磨仪配以合适的铣钻头。胆小的儿童会因此感到害怕。在使用打磨仪的过程中会产生粉尘，一定要注意卫生防护，不能使之成为新的感染源。

坚持使用杀灭真菌的药物。医生一般会给予广谱的杀灭真菌的药物联苯苄唑。不论是针对成年人还是儿童，推荐使用Spirularin 甲液，效果较好。

针对增厚的真菌感染甲，使用含有丙烯酸的趾甲油加杀灭真菌的药物，效果尚不明确，因为药物未透过甲板到达甲床。不建议使用激光来治疗甲真菌感染。不少家长由于口服药物的副作用而选择这样的尚处于试验阶段的方案来进行治疗。对于儿童甲真菌感染应该避免采用以上治疗方案。

不应该给儿童实施不适宜的拔甲术。手术可能会造成进一步的真菌感染。

第二步：局部杀灭甲真菌

使用杀灭真菌的药物之前，需要通过尿素软膏软化被真菌感染的甲板再去除掉，然后使用适合 3 岁以上儿童的含有联苯苄唑的尿素软膏或者喷剂（这些药物对于婴儿和幼儿是禁止的）。婴幼儿较少患这类甲病。此病患儿一定要遵医嘱治疗。

为了彻底杀灭真菌，这类药物需要长期使用以使甲不再发生真菌感染。这类药物能杀灭真菌是因为菌丝体的麦角固醇对药物敏感。

针对真菌的系统治疗不可能把外部的全部真菌孢子杀灭，所以需要充分认识到，去除感染真菌的病甲并且涂抹杀灭真菌的药膏是必须的。

系统地治疗甲真菌感染只能获得 60%的效果。其中皮癣菌必须由尿素软膏来处理。

第三步：系统的真菌治疗

如果一个甲板被感染了 50%，并且同时还有三个以上的甲板被感染，除处理局部感染外，必须进行系统治疗。局部治疗配合内服药物治疗，能够治愈甲真菌感染。如果感染范围仅仅达到甲板的三分之二，那么局部治疗可以治愈甲真菌感染。

为了获得预期的效果，必须向家长们做出详细的解释。如果服用足够的剂量并且时间控制在数周之内，系统性内服药物效果会更好。这个方案是家长最能够接受的。直到甲板从病理和解剖上看都健康生长出来，系统治疗就完成了（局部治疗在此期间一直不断进行着）。一般来说，系统治疗要持续 6 ～ 8 个月。如果检验合格，系统治疗可告一段落。治疗过程中也要检验，一次是疗程中段，另一次是疗程结束时。

鞋子和袜子消毒

这个非常重要，可以使治疗效果得到保持。鞋垫也要消毒。要将鞋垫从鞋子里拿出来进行消毒，并充分干燥，使得鞋垫在鞋里不至于形成潮湿的利于真菌繁殖的环境。真菌可以长久地存活于鞋内。对于袜子、卧具、毛巾，应该在 60 ℃的热水中洗涤。

足部和趾甲属于一个单元

足部和趾甲感染的真菌是同源致病体，治疗不可单一进行。趾甲的真菌感染往往是足部真菌感染没有完全治愈而引起的。所以，在治疗儿童甲真菌感染的同时要治疗皮肤的真菌感染，以切断传染链。这个原则也适用于成年人，这样儿童就不会因家人而再次被传染。

给家长们的建议

由于儿童对真菌感染无抵抗力，家长们要有思想准备，对真菌感染的抵抗力可能会在青春期以后才会产生。

推荐下面的产品（美容类），不与药物管理法相左。

- Spirularin 品牌润甲剂，滴一滴并薄薄地涂抹在 10 个甲板和甲周组织上，充分按摩，最好再将 Spirularin 凝胶涂抹到足部的皮肤上
- Propolis Lösung 品牌蜂胶溶剂，每日 2～3 次涂抹于趾甲上
- Gehwol 品牌的含有药用成分的润甲笔，每日 2 次涂抹于甲板上
- Peclavus 品牌的去真菌的涂剂，每日 2～3 次涂抹于甲板上，并且让它们充分被吸收
- Allpresan 品牌的甲涂剂，每日 2 次涂抹于甲板上
- Arendt 品牌 A6 甲涂剂，每日 2 次涂抹于甲板上
- Sixtus 品牌的护甲涂剂或者膏霜，每日 2 次涂抹于甲板上
- Mykrored 品牌的涂剂和膏霜，每日 2 次涂抹于甲板上
- Camillen 品牌的溶剂，每日 2 次涂抹于甲板上
- Yavatop 品牌的溶剂，每日 2 次涂抹于甲板上
- Prontoman 品牌的凝胶，每日 2 次涂抹于甲板上
- Teebaum 品牌的油剂，每日早晚各 1 次涂抹于甲板上。但是要注意其有致敏风险

用食盐水泡脚（两小茶勺盐，可以是食盐，最好是海盐，先在一个玻璃器皿里化开，然后倒入泡脚的容器（可以是塑料桶或者盆）里，还可以使用苹果醋泡脚，每日 2 次。可改善汗脚和真菌感染。

泡脚的偏方：30 g 的鼠尾草，30 g 的龙牙草属植物的根（药店有售），与两杯白葡萄酒混合后放入锅内煮 20 分钟。温度合适以后，把脚多次放入其中浸泡。

除此之外，以下草本植物也对真菌感染有效果：

- 大蒜
- 姜
- 甘草
- 野菊花
- 太阳帽（黄金菊）
- 百里香
- 香菜
- 牛至
- 藏红花根
- 肉桂
- 茴香
- 薄荷
- 橙子
- 黑加仑
- 鼠尾草
- 柠檬草
- 薄荷
- 莳萝
- 龙蒿
- 罗勒
- 柠檬

还有一些有帮助的手段

有助于杀灭真菌的饮食：少糖且烧熟的食物。儿童食品里隐含的糖分要引起注意。

使用维护人体皮肤正常功能的各种膏霜可增强人体的抵抗力，并且使皮肤恢复表面的弱酸性环境。相关产品有 Spirularin 品牌凝胶、Prontoman 品牌泡沫剂、Remmels 品牌蜂胶香脂、Allpresam 品牌足部真菌防护泡沫剂、Gehwol 品牌绿色足部护理膏、Callusan 品牌清新剂、Sixtus 品牌复方足部香脂、Peclavus 品牌足部深度护理霜、普通的足部香脂与足部基础护理膏、Baehr 品牌的含有克霉唑成分的膏霜。（译者注：以上产品均为德国产品）

要防止窄小鞋袜的摩擦导致的足部微小创面。

每日都要更换袜子和浴室垫脚的毛巾。

趾间要保持干燥。

使用纯羊毛织物在趾间衬垫。

做足部的体操运动。

使用有肉桂的鞋垫（肉桂油和肉桂细屑具有较好的抗感染作用）。

接受正确的足部治疗与护理。

11.8　趾甲的先天发育畸形

（great toenail dystrophy）

定义

先天性的踇趾趾甲畸形：趾甲向外约30°生长。

这种先天性的畸形发生在婴儿期或者儿童期，以致完全影响日后的甲生长。此病时常被忽视，而且病因不明。具体症状是甲板不是依着甲板主轴线向趾尖生长，而是偏离轴线向外生长（图11.16）。

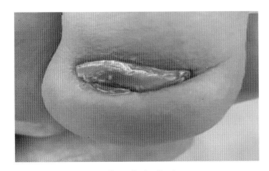

图 11.16　趾甲的先天发育畸形

病因

至今不明。可能与遗传因素相关，且不能排除胚胎发育阶段的变异和外在的影响因素。

鉴别与诊断

甲的真菌感染，结缔组织病变，甲板上的肿瘤，或者是皮肤疾病在甲板上的反应（比如银屑病、真菌感染和外胚层发育不良）。

并发症

甲脱落。

治疗

其治疗方案取决于甲偏离的角度。要求患者穿舒适的鞋袜。推荐使用钢丝矫正器以矫正甲的生长方向。患儿两岁时如果甲板的向外角度比较大，或者很早就有并发症，比如经常复发的甲沟炎或者其他炎症，可以考虑行外科手术治疗。

11.9　先天性甲肥厚

（拉丁语：pachyonychia congenita）

定义

遗传因素导致的先天性全部甲床角质化障碍。

严重的甲床角质化障碍从甲半月开始，直至甲自由缘。甲板在横切面上隆起，而甲板表面光滑（图11.17）。

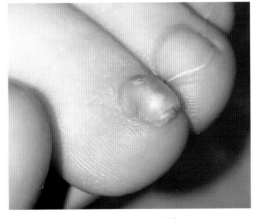

图 11.17　先天性的甲床角质化障碍

病因

由不同的角化蛋白变异导致，为染色体显性遗传病。

并发症

容易引起甲真菌感染。

治疗

试着使用甲矫正术如弹力贴片矫正术，从甲根处开始矫正。由于这是遗传性的甲病，再次复发的可能性很大。

预防

可使用 Spirularin 凝胶或者 Prontoman 膏霜预防甲真菌感染。

11.10　趾甲髌骨综合征

（德语：nagel-patella-syndrom）

趾甲髌骨综合征由 LMXIB 基因变异导致，并呈染色体显性遗传。区别于后天获得性甲板变异（表现为甲板萎缩、角化不全，或者甲板完全缺如，纵裂表面凹凸不平），骨发育不良，髌骨发育过小或缺如，膝、肘发生脱位，以及肾功能障碍等。

三角状的甲半月为趾骨发生变异所致，同时病变的部位还有髌骨、肘关节和骨盆。

11.11　噬甲癖

（德语：habituelles nägelnkauen）

这在儿童时期比较常见。甲边被咬得边界损坏，凹凸不平，甚至被咬到甲床流血，导致疼痛。甲板折断和甲上皮撕伤引起甲根感染细菌、真菌，进而导致甲板变形、生长障碍。

病因

要认真分析儿童咬甲的原因。家长要配合儿童医生的工作。

并发症

慢性甲沟炎。

治疗

对于噬甲癖所致慢性甲床感染或者甲板生长障碍，局部的治疗就可以了。

首先要和患儿沟通，必要的时候考虑心理治疗，或者针对局部采取一些措施（甲板局部涂抹趾甲油，或者戴上手套，或者贴上塑料甲片，这些措施均有效）。采取以上措施前要充分与患儿沟通，经同意后实施。

11.12　甲分离

定义

甲板与甲床分离。

一般会与其他的甲病伴生，如甲沟感染、甲真菌感染、爪甲、银屑病甲、甲床感染及由于窄小的鞋袜或者内脏疾病引起的甲变异。

甲分离可由血疱或者血性分泌物导致，分为完全的甲分离或甲板半脱离。甲板的半脱离状态，表现为甲板上有白色的斑块，如果揭开甲板，可以见到甲下的角质层。

并发症

甲真菌感染，甲生长障碍，甲板完全脱离。

治疗

首先要从鞋袜入手。如果鞋袜合脚，很多情况下，不需要治疗也可以痊愈。

11.13 白甲症

定义

由外伤导致甲根损伤，在甲板上形成白色的斑点或者白色的竖纹。白甲症不是由缺钙、维生素所致。

治疗

不需要特别的治疗，甲板会继续生长为正常甲。仅仅需要对鞋袜穿戴给出建议。

11.14 甲下外生骨疣

定义

生于甲板下的骨性赘生物（图 11.18）。

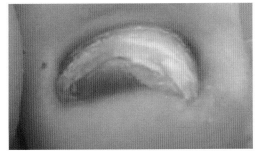

图 11.18 甲下外生骨疣

原因

多发于青少年，多见于踇趾，常发生于外伤后。初始阶段，可见甲板下皮肤增厚，变得坚硬，部分可没有血性的分泌物。其所引起的疼痛如同甲沟炎。

治疗

在患处覆盖无菌敷料，迅速转送给医生处理。医生诊断时通常需要借助影像学检查。可通过手术切除骨性赘生物。如果手术及时，

既不会引起甲床损伤，也不会影响甲板的正常生长。

预防

避免压力性损伤（通过穿戴合适的鞋袜）。

11.15 甲横纹

（德语：beau-reil-querfurchen）

通常见于 6 ～ 8 周的婴儿，常理解为出生时产道挤压所致的甲板生长障碍（图 11.19、图 11.20）。其对日后的甲板生长没有影响。

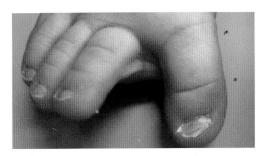

图 11.19 婴儿踇趾的甲横纹

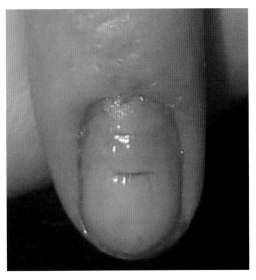

图 11.20 婴儿踇指的甲横纹

儿童高热后也会出现这种情况，如麻疹病毒或柯萨奇病毒感染后。甲横纹还可能导致甲板完全分离的情况。

11.16 裂甲症

定义
常表现为甲板远端有裂纹（图11.21、图11.22）。

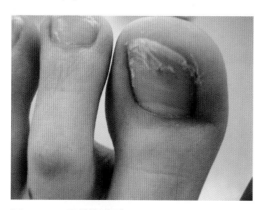

图11.21 甲前缘脆裂

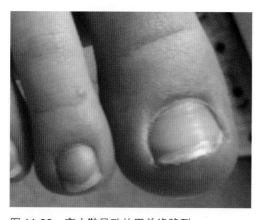

图11.22 穿小鞋导致的甲前缘脆裂

原因
在儿童，甲前缘脆裂是噬甲癖的后果，而在成年人，可以理解为甲板的干裂和缺乏足够的养护。影响趾甲边缘脆裂的大部分因素来自鞋袜。

治疗
选择合适的鞋袜非常重要。同时，需要正确修剪趾甲。

11.17 纵纹甲

（希腊语：onychorrhexis）

定义
甲板上出现纵向的纹裂。

原因
甲板外伤，鞋袜挤压甲母质，红色毛癣菌感染导致的甲空洞，肝病，内分泌功能障碍，沉积性皮肤病，贫血，B族维生素缺乏症，清洗时使用强碱性和去油脂性产品。

并发症
甲真菌感染和甲分离。

治疗
消毒以后，使用细纹钻石打磨头，或者石英石打磨头打磨甲板表面，使甲板没有空洞存在。然后，再次消毒甲板并在甲板上制作义甲，使甲板的裂缝被填塞以避免致病微生物感染。

预防
排除病因。穿合适的鞋袜。

11.18 凹甲

定义
在儿童多见于踇趾。甲板呈凹槽状。凹甲患儿还多见脆甲和软甲（图11.23）。

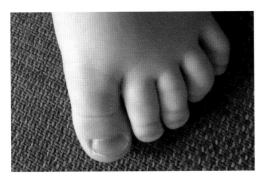

图 11.23 凹甲

原因

成年人与儿童发生凹甲的原因有所不同，儿童多为生理性原因，成年人为缺乏铁元素所致。

其他原因

- 维生素缺乏症（维生素 B_2 和维生素 C）
- 创伤

遗传因素

- 贫血
- 不正确的甲板矫正
- 糖尿病
- 银屑病

并发症

甲真菌感染。

治疗

在幼儿期，凹甲可能是一个过渡状态。如果排除了致病因素，往往会恢复正常。要注意去除甲板边缘翘起的部分，以避免与鞋袜发生摩擦。

预防

排除致病因素。保证鞋袜的大小合适。

11.19　前屈甲

定义

在纵向生长方向上，甲板的远端发生弯曲，弯曲的远端朝着越过趾尖的方向生长（图 11.24 ～ 11.26）。

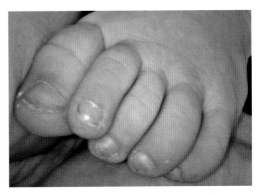

图 11.24　窄小的鞋袜导致幼儿趾甲弯曲

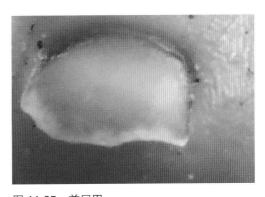

图 11.25　前屈甲

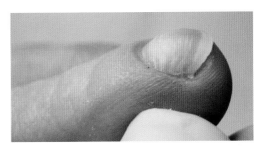

图 11.26　前屈甲，还有横向的纹路，同时在甲根处由于鞋袜的挤压出现淤血

原因

- 留过长的趾甲
- 穿过小的鞋袜
- 病理性的趾腹（趾远端）变小，由外伤或者萎缩性疾病所致，如渐进性的硬皮病（皮肤的血管和结缔组织炎症，导致甲沟变异）

鉴别与诊断

区别于匙状甲（主要由心脏病引起）。

并发症

甲分离，甲床感染，甲下淤血，脱甲病。

治疗

- 甲板要适当剪短，但是不能过短
- 使用 Onyfix 趾甲矫正系统
- 如果有趾畸形，可针对性使用肌效贴
- 针对有生长障碍的甲板，要除去甲板周围的胼胝
- 制作义甲来阻止甲板的弯曲

预防

排除病因，选择合适的鞋袜。

11.20 后屈甲

（拉丁语：Unguis retroflexus）

定义

向趾背翘起并拱起的反向生长甲（图 11.27）。

原因

窄小的鞋袜导致甲板翘起。甲板本身并没有改变。

并发症

甲分离和甲板完全脱离。

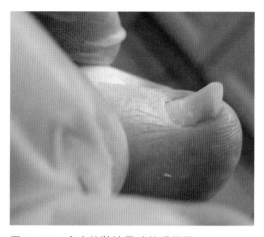

图 11.27　窄小的鞋袜导致的后屈甲

治疗

- 应该将甲板相对剪短，但是不能过短
- 使用 Onyfix 趾甲矫正系统矫正甲板
- 如果有趾畸形，可针对性使用肌效贴
- 制作义甲来阻止甲板上翘

预防

注意选择合适的鞋袜。

11.21 甲下血肿

定义

甲板下淤血。

原因

一般由外伤性的压力所致（比如，趾甲被挤压，因踢到门框而撞伤趾甲，或者由于穿窄小的鞋袜所致）。

并发症

如果伤到甲母质和甲床，会导致甲萎缩和长期的甲分离，最终会导致甲真菌感染。

治疗

首先请医生治疗，然后才由足病治疗师来做钻孔减压。如果甲下淤血面积较大，甲板分离，就会有新的甲板生长出来。如果甲板发生分离，应该小心地除去已经脱离的甲板。然后视甲床的敏感情况制作义甲（可使用甲凝胶或者义甲材料）来保护甲床。（译者注：通常出血面积在甲板三分之一以下时，可以不处理。超过三分之一，需要对出血区域甲板钻孔减压或者用注射器从甲下抽吸淤血和冲洗生理盐水）

11.22　人字形甲

（chevro-nail）

定义

人字形甲形如冷杉，从甲板的近体端处形成，并朝向甲板远端的中点呈现V形会聚。人字形甲在患儿5～7岁时出现，在青春期以后自动消失，其与神经性皮炎或者其他的疾病有关。

原因

病因至今不明。

治疗

没有必要找足病治疗师处理。如果甲脊纹路影响了美观，可以使用透明的义甲材料（或甲凝胶）来处理。

11.23　秃甲

（拉丁语：anonychie）

定义

部分或全部的趾甲或者指甲缺如。

原因

秃甲可能是先天遗传性的，或者是后天获得性的。

后天获得性的秃甲可能由外伤、感染或服用药物所致。也可以由严重的皮肤疾病以及代谢障碍所致，如皮肤真菌感染、银屑病甲、过敏性皮炎。

遗传性的秃甲可以有不同的表现，如库克综合征（厨师综合征）、Iso-Kikuchi（先天性的甲发育不良）综合征。

治疗

如果甲板完全缺如，没有办法处理。如果还有一些边缘甲板存在，可以使用义甲材料进行修复，一个完整的义甲能够起长期保护作用。

译者：陈梦